LA

TUBERCULOSE

DES

OS ET DES ARTICULATIONS

D'APRÈS LES OBSERVATIONS PERSONNELLES DE L'AUTEUR

PAR

Le docteur Fr. KOENIG
Geheimer Medicinalrath,
Professeur et directeur de la clinique chirurgicale de Gœttingue

TRADUIT DE L'ALLEMAND

PAR

Le docteur Paul LIEBRECHT
Assistant à l'Université de Liège.

AVEC 18 FIGURES.

PARIS
GEORGES CARRÉ
112, BOULEV. ST-GERMAIN,
en face de l'École de médecine.

BRUXELLES
A. MANCEAUX
12, RUE DES TROIS-TÊTES, 12
Montagne de la Cour.

1885

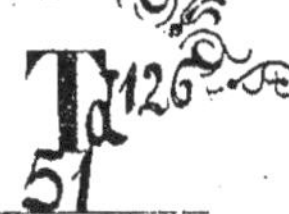

LA

TUBERCULOSE

DES

OS ET DES ARTICULATIONS

D'APRÈS LES OBSERVATIONS PERSONNELLES DE L'AUTEUR

PAR

Le docteur Fr. KOENIG
Geheimer Medicinalrath,
Professeur et directeur de la clinique chirurgicale de Gœttingue

TRADUIT DE L'ALLEMAND

PAR

Le docteur Paul LIEBRECHT
Assistant à l'Université de Liège.

AVEC 18 FIGURES.

PARIS
GEORGES CARRÉ
112, BOULEV. ST-GERMAIN,
en face de l'École de médecine.

BRUXELLES
A. MANCEAUX
12, RUE DES TROIS-TÊTES, 12
Montagne de la Cour.

1885

A MON CHER ET HONORÉ AMI RICHARD VOLKMANN.

Mon cher Ami !

Près de douze ans se sont écoulés depuis le jour où, à l'occasion d'une visite que je fis à Halle, j'appris à connaître une série de faits qui m'étaient restés inconnus jusqu'alors et qui m'ouvraient des horizons nouveaux au sujet de ces processus morbides que nous rattachons aujourd'hui à la tuberculose, considérés dans leurs rapports avec la chirurgie. Déjà à ce moment tu étais arrivé à une interprétation exacte de beaucoup de points relatifs à la nature intime de ces processus, que moi et d'autres chercheurs dans ce même domaine, nous ne comprîmes que beaucoup plus tard. Je te remercie de m'avoir montré à cette époque la voie qu'il fallait suivre et dans laquelle nos travaux communs nous ont conduits à de nouvelles découvertes.

A la clinique chirurgicale de Rostock, où je me trouvais alors, j'avais trop peu de matériaux à ma disposition pour pouvoir, ainsi que tu l'as constaté toi-même, me former une opinion sur ces questions. Pour arriver à des conclusions précises, il fallait rompre en visière avec une grande partie des traditions qui nous avaient été transmises ; au reste, cela n'était possible que si l'on pouvait se baser sur une expérience clinique des plus étendues. Mon séjour à Gœttingue me mit à même d'acquérir cette expérience. Dès mon arrivée, je trouvai un grand nombre d'affections articulaires chroniques et d'affections tuberculeuses des parties molles. A mesure que croissait l'intérêt que moi et mes collaborateurs nous témoignâmes à cette catégorie de patients, leur nombre augmenta dans des proportions étonnantes, je dirai même effrayantes. C'est ainsi que je fus mis à même de me procurer des matériaux suffisants pour résoudre la question de la nature intime de ces processus, et je crois les avoir utilisés dans la mesure du possible. Mais si j'ai des obligations envers toi pour m'avoir donné la première impulsion, je ne te dois pas moins de reconnaissance pour les nombreux encouragements que tu m'as prodigués et les renseignements que j'ai puisés dans mes rapports personnels avec toi et dans tes écrits. J'éprouvais une joie intime à me convaincre que tout en travaillant d'une façon indépendante l'un de l'autre, chacun de notre côté, nous arrivions à des conclusions identiques quant aux points essentiels de l'histoire de la tuberculose des os et des articulations.

Il reste acquis désormais qu'on peut considérer l'arthrite fongueuse comme une affection tuberculeuse, et il semblerait que pour un grand nombre cette question est définitivement résolue par la démonstration de la présence du bacille. Je sais que je me trouve en communauté d'idées avec toi en déclarant que, pour nous aussi, la présence du bacille de la tuberculose a une grande importance, en nous démontrant la vérité du fait, depuis longtemps affirmé par nous, de la nature infectieuse de cette maladie. Mais je sais d'une façon tout aussi positive que, toi non plus, tu ne te croises les bras et que tu continues à travailler à la solution d'un grand nombre de questions relatives à l'histoire clinique de la maladie, qui restent encore en suspens. Ces pages sont destinées à te montrer, ainsi qu'à ceux de nos collègues qui leur accorderont quelques instants, que c'est à ce point de vue que j'envisage notre tâche. Elles sont en quelque sorte un exposé de ce que, à l'heure qu'il est, je sais et considère comme vrai, sur la tuberculose des os et des articulations. Je ne parlerai presqu'exclusivement que de ce que j'ai vu et observé moi-même ; je dois toutefois reconnaître que mes observations sont faites sous l'influence des impressions que d'autres m'ont données. Tu y retrouveras donc souvent tes propres idées sans que ton nom soit mentionné. Je n'ai pas cité de sources bibliographiques ni discuté des opinions ; le peu de temps dont je dispose ne m'en aurait pas laissé le loisir.

Accepte donc cette dédicace comme un témoignage de ma reconnaissance et de mon amitié. Peut-être t'engagera-t-elle à prendre un jour la parole sur le même sujet et à nous communiquer ce que tu as vu et observé dans ces derniers temps !

Gœttingue, avril 1884.

KŒNIG.

TABLE DES MATIÈRES

FIN DE LA TABLE DES MATIÈRES.

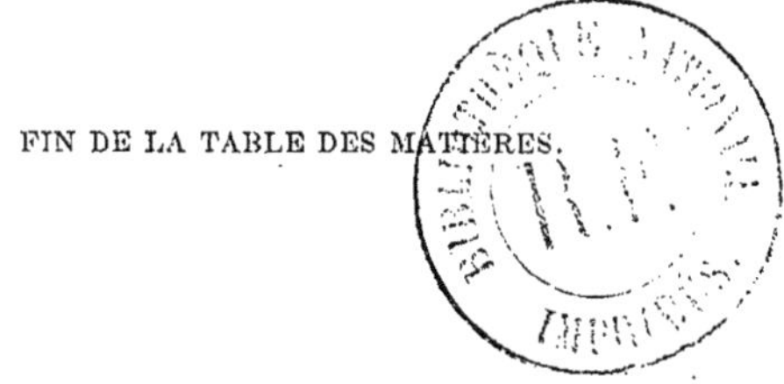

TUBERCULOSE DES OS

ET

DES ARTICULATIONS

I. TUBERCULOSE DES OS

CONSIDÉRATIONS ANATOMO-PATHOLOGIQUES

§ 1. Les deux maladies infectieuses qui atteignent le plus souvent les os, à savoir, l'ostéite — ostéomyélite — aiguë et l'ostéite — ostéomyélite — chronique ou *tuberculeuse*, ont beaucoup d'analogie entre elles sous le rapport du siège topographique, et même, en partie du moins, au point de vue anatomo-pathologique. D'autre part, cependant, elles présentent aussi des différences assez marquées sous ce double rapport.

La principale différence entre ces deux affections, quant à leur siége dans les *os longs*, consiste en ce que l'ostéomyélite aiguë se développe de préférence dans la diaphyse, tandis que l'infection tuberculeuse se porte surtout sur les *extrémités articulaires* et en général sur les os spongieux. Toutefois, même dans l'ostéomyélite aiguë, il y a dans les extrémités articulaires des foyers ayant beaucoup de ressemblance avec les amas de fongosités tuberculeuses dont nous allons parler tout à l'heure, et donnant lieu, comme ces derniers, à des affections articulaires. Il faut connaître exactement les deux maladies pour ne pas les confondre parfois, du moins à l'inspection macroscopique. Quoi qu'il en soit, on rencontre plus souvent ces petits foyers dans les épiphyses, au cours de l'ostéomyélite aiguë, qu'on ne rencontre *une affection dif-*

fuse de la diaphyse des os longs dans la tuberculose. Si l'on excepte ces formes de tuberculose miliaire aiguë qu'on découvre accidentellement dans la moelle osseuse d'individus morts de tuberculose miliaire généralisée, on verra qu'une affection tuberculeuse étendue de la moelle et de la diaphyse d'un os long est un fait tellement rare qu'on trouvera bien des centaines de foyers dans la portion spongieuse, avant d'en rencontrer un seul dans la diaphyse et dans le cylindre médullaire.

Je résume : la tuberculose des os se localise surtout dans les extrémités articulaires et dans les os spongieux ; elle ne se présente que rarement dans les os longs de grande dimension et dans le canal de la moelle; il n'y a que les os longs de petite dimension, qui fassent exception à cette règle, étant atteints assez souvent dans toute l'étendue de la diaphyse d'une ostéite tuberculeuse diffuse (*spina ventosa*).

§ 2. En examinant les diverses pièces anatomiques présentant les altérations de la tuberculose des os, on trouve deux formes de la maladie dont l'aspect macroscopique est très différent.

FIG. 1.

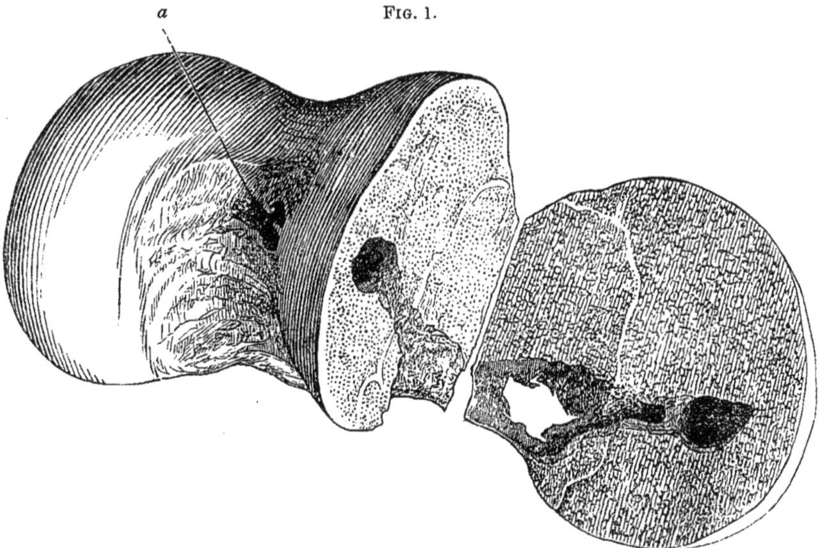

Extrémité inférieure du fémur. *a* grand foyer pénétrant à travers toute l'épiphyse jusque dans l'articulation.

Dans la première catégorie, il existe dans l'os desséché des pertes de substance de forme arrondie ou tubuleuse (fig. 1 et 2. *a*). Tantôt il n'y a qu'une seule perte de substance, tantôt il y en a plusieurs ou même un grand nombre; parfois elles communiquent entre elles. La forme en est plus souvent globuleuse ou quasi-globuleuse que tubuleuse; dans certains cas, cependant, cette dernière forme est si bien marquée qu'on la croirait produite par l'action rongeante d'un ver. Les dimensions de ces foyers sont très variables. Il y en a de tout petits, de la grosseur d'une lentille; en règle générale cependant, ils sont du volume d'un gros pois jusqu'à celui d'une petite noisette. Lorqu'ils dépassent ce volume, on y trouve généralement des séquestres assez grands, et alors ils se rapprochent de la seconde forme. Lorsqu'on coupe l'os à l'état frais et qu'on rencontre un de ces foyers, on le trouve rempli d'un tissu de consistance et de coloration variables. Tantôt il a un aspect qui se rapproche de celui d'une granulation molle, d'un rouge grisâtre, tantôt il est granuleux et friable, de coloration jaunâtre ou jaune grisâtre, tantôt enfin le foyer tout entier est franchement *caséeux*. En en broyant le contenu entre les doigts, on y trouve généralement une certaine quantité de fines particules osseuses, et lors même qu'on n'en constate pas la présence macroscopiquement, on en retrouvera toujours des traces sous le microscope. D'autres fois, on trouve effectivement, à l'intérieur des granulations, des fragments de séquestres plus ou moins volumineux, qui, dans quelques cas, peuvent être si considérables qu'ils ne sont séparés de la paroi de l'os que par une couche de bourgeons.

Fig. 2.

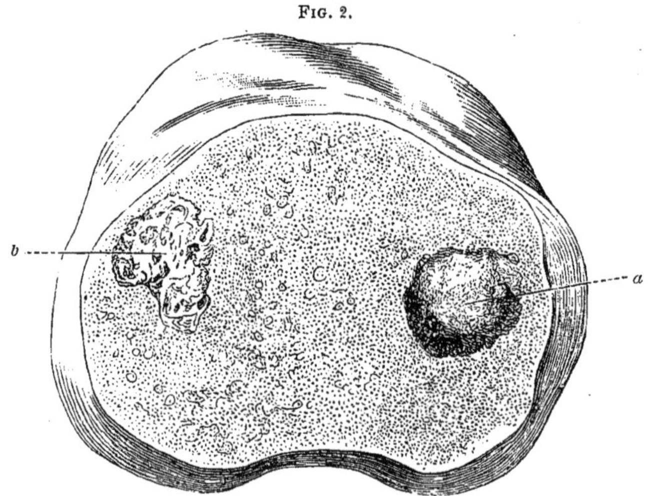

Section d'un tibia près de la surface articulaire. *a* foyer bourgeonnant; *b* séquestre poreux.

Les parois de la cavité sont parfois molles ; cela arrive généralement, mais pas toujours, lorsque l'affection se trouve dans la période ascendante, qu'elle envahit les parties avoisinantes de l'os. En grattant alors la surface de l'os au moyen d'une curette, pour en détacher les bourgeons, on enlève en même temps une partie de la paroi. Dans d'autres cas, c'est au contraire précisément dans la paroi de cette cavité que l'os se sclérose ; cela se présente surtout lorsque le foyer tuberculeux subit une métamorphose régressive. La sclérose constitue dans ces cas un processus réparateur, curatif, en donnant au tissu osseux une texture plus compacte due au travail de cicatrisation. On peut alors, sur une préparation durcie, énucléer facilement la granulation tuberculeuse, comme une noisette de sa coquille.

En examinant au microscope le contenu de ces cavités, on y retrouve l'image de la *tuberculose granuleuse* sous sa forme la plus pure. En règle

Fig. 3.

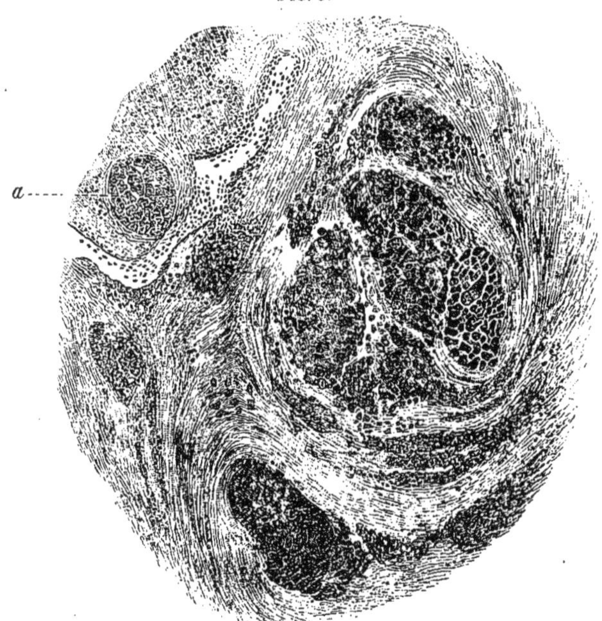

Foyer d'une tuberculose granuleuse de l'articulation du coude. *a* tubercule à côté d'un petit fragment osseux.

générale, lorsque la dégénérescence caséeuse n'est pas encore trop avancée, on trouve à l'intérieur de la granulation molle, vasculaire, un très grand nombre de tubercules bien caractérisés, avec des cellules épithélioïdes et des cellules géantes (fig. 3). La granulation fait corps avec les fongosités émanant de la paroi, et si cette dernière est ramollie, comme nous l'avons dit plus haut, on trouve le plus souvent encore des tubercules à l'interieur de l'os malacié. Plus le tubercule de l'os se caséifie et tombe en détritus, plus la structure des granulations et des tubercules s'altère et perd sa netteté. On finit par ne plus trouver dans cette bouillie caséeuse et granuleuse, même au microscope, qu'un détritus fin. Il est probable qu'à ce moment toute connexion entre le néoplasme et la granulation de l'os a complètement cessé.

Le diagnostic anatomo-pathologique de ces foyers peut être rendu plus difficile par leur ressemblance avec les petits foyers épiphysaires qu'on rencontre parfois dans l'*ostéomyélite aiguë*. Pour un œil exercé cependant, la confusion, même à l'examen macroscopique, est à peine possible. La ressemblance ne consiste en effet que dans la forme et le siège des foyers, tandis que le *contenu*, dans le processus aigu, offre des particularités tout à fait caractéristiques. Il se compose de bourgeons flasques ordinaires et de pus, le plus souvent avec de petits fragments de séquestres ayant une coloration jaune prononcée. Plus tard, le pus s'épaissit, mais c'est précisément ce pus épaissi qui présente un aspect tout à fait différent de celui du contenu caséeux d'un foyer tuberculeux. Il a une coloration blanche et la consistance d'une crême épaissie ou de chaux fraîchement éteinte et encore molle. Ajoutez à cela *que dans la granulation on ne trouve pas de tubercules typiques*, mais bien tous les caractères de la métamorphoses régressive : détritus de corpuscules pyoïques, cellules à contenu granuleux, graisse libre, etc.

§ 3. Considérons maintenant cette forme de tuberculose des os désignée sous le nom de *Nécrose tuberculeuse*. Elle présente, du moins dans ses formes caractéristiques, des différences essentielles d'avec la granulation tuberculeuse. Ce n'est pas, à la vérité, une nécrose complète au même titre que la nécrose aiguë, car presque toujours elle conserve certaines attaches, quoique très faibles, avec l'os. En outre elle s'en distingue par son siége ; car tandis que l'ostéomyélite aiguë atteint très souvent la diaphyse, la nécrose tuberculeuse se développe en général dans la portion spongieuse, dans les extrémités articulaires, dans les corps des vertèbres, ou bien encore dans les os plats, tels que l'omoplate, le crâne. Il est rare que le séquestre ordinaire des extrémités articulaires atteigne le volume d'un œuf de pigeon. Il peut se faire qu'il arrive jusqu'à la couche corticale, mais le plus souvent il est situé à l'intérieur de l'os, *et très souvent il a la forme d'un coin dont la base est dirigée vers l'articulation, et le sommet vers la moelle osseuse :* il ressemble à un infarctus (fig. 4 et 5) ; on ne trouvera donc le séquestre qu'en sciant l'os et en même temps le séquestre lui-même. Mais même quand cela a été fait, il peut encore être très difficile, sinon presque impossible, de démontrer l'existence de la nécrose tuberculeuse dans un os vivant, tellement l'aspect macroscopique de l'os est peu altéré ; il n'y a que la coloration qui soit changée : celle du séquestre étant d'un blanc sale ou d'un blanc jaunâtre, et sur la surface de section on peut enlever par le grattage, un liquide purulent ou une masse grasse caséeuse. Mais ce qui rend le diagnostic souvent beaucoup plus difficile, c'est que la consistance de l'os peut être égale à celle du tissu osseux voisin. D'autres fois encore, le séquestre paraît sclérosé, plus dur que les parties voisines de l'os ; cela vient probablement de ce que ces dernières se ramollissent peu de temps après le début de l'affection.

Fig. 4.

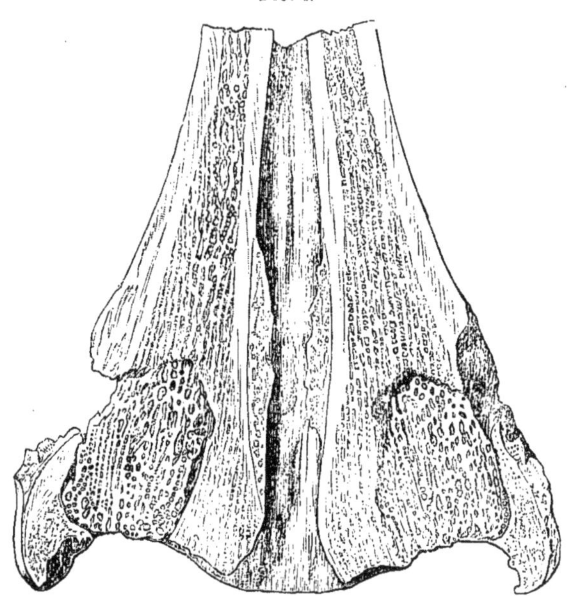

Séquestre cunéiforme du tibia (section longitudinale de l'os dans le sens antéro-postérieur.)

Parfois, il est vrai, on pourrait croire que la sclérose du séquestre est un phénomène initial de la tuberculose. Mais il est des cas où l'on rencontre les plus grandes difficultés à constater l'existence de ce processus : ce sont ceux où, à un examen superficiel, on ne trouve pas de séparation marquée entre le tissu malade et le tissu sain. Il existe alors une union si intime entre les deux, qu'il faut faire avec la gouge des mouvements de levier énergiques pour extraire le séquestre de sa niche. On trouve alors entre le séquestre et l'os sain une couche mince, mais relativement ferme, de végétations tuberculeuses servant de moyen d'union. Mais il y a des formes intermédiaires entre ces diverses variétés de tuberculose des os et les foyers tuberculeux fongueux. Peu à peu la couche de granulations entre la paroi osseuse et le séquestre devient plus épaisse, et ce dernier devient beaucoup plus petit que sa niche (fig. 2 *b*).

Fig. 5.

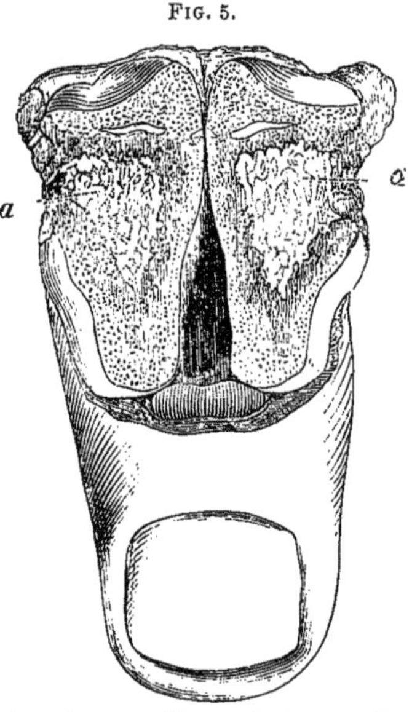

Séquestre cunéiforme de la première phalange du gros orteil, (section longitudinale.)

Une particularité de ces séquestres, c'est qu'ils provoquent beaucoup plus souvent que les amas de végétations tuberculeuses, un épaississement de l'os, dû à des excroissances périostales ; cela arrive surtout lorsqu'ils donnent naissance à une fistule qui se fait jour à l'extérieur, et que le patient se sert du membre malade.

L'examen microscopique de cette forme de tuberculose présente des difficultés plus grandes ; mais en règle générale, on parvient sans peine à démontrer la présence de tubercules dans la couche de bourgeons qui unit le séquestre à sa loge. Pour examiner l'os lui-même, il faut le décalcifier, et dans le séquestre ainsi préparé, on peut démontrer que dans un certain nombre de canalicules de Havers, du moins jusqu'à une certaine profondeur, les vaisseaux sanguins entretiennent encore la nutrition, quoique faiblement. Mais la grande majorité de ces canalicules sont remplis de cellules et de détritus. Par ci, par là seulement, on y rencontre encore des restes de cellules épithélioïdes et de cellules géantes, et, notamment au voisinage des vaisseaux dont nous venons de parler, des tubercules caractéristiques bien conservés. Ces séquestres peuvent séjourner dans leur lieu d'origine pendant un grand nombre d'années : si c'est dans une articulation, il peut même y avoir guérison apparente ; ils sont alors reliés à l'os par un tissu conjonctif dense. Dans ces cas on ne trouve plus guère, dans les canalicules de Havers, qu'une masse caséeuse composée de détritus.

§ 4. L'examen d'un grand nombre de cas présentant les formes ci-dessus décrites de tuberculose, nous a donné la conviction que lorsqu'elle se développe à l'*intérieur* de l'os, la maladie ne revêt pas un caractère envahissant, mais que son étendue et la forme qu'elle affecte, dépendent de la cause qui la fait naître.

Tout porte à croire qu'elle est produite par l'introduction d'agents morbifiques qui donnent naissance à la tuberculose par l'intermédiaire de la circulation artérielle ; surtout les nécroses tuberculeuses cunéiformes à base dirigée vers l'articulation, à sommet dirigé vers la diaphyse, ne permettent pour ainsi dire pas d'admettre une autre explication.

Voici comment je me figure que les choses se passent. Toutes ces affections des os, et en particulier, ces foyers cunéiformes dont je viens de parler, sont dues à ce que de petits bouchons tuberculeux, de petites masses de substance caséeuse renfermant des bacilles, sont entraînés par le torrent circulatoire dans les os et viennent s'y arrêter dans quelque petit vaisseau. Or, il n'y aurait pas de nécrose, — laquelle, du reste, n'est pas complète, — si un certain nombre de bacilles et de spores n'étaient arrachés de ce petit bouchon et entraînés jusque dans les ramifications terminales du vaisseau qu'ils obstruent, en même temps qu'ils propagent le germe tuberculeux. L'étendue de la maladie est déterminée par celle du territoire de cette petite branche terminale. Cela n'exclut pas, à la vérité, la possibilité que les fongosités qui limitent le territoire vasculaire ne deviennent elles-mêmes tuberculeuses, seulement ce fait ne provoque d'ordinaire pas une extension de la nécrose, ni la désorganisation du tissu osseux, comme celle que produit un foyer de végétations tuberculeuses. Au contraire, il y a une tendance assez marquée à la guérison, par formation d'un tissu cicatriciel rétractile.

§ 5. L'avenir des foyers osseux diffère beaucoup de celui des foyers des parties molles voisines. Il peut arriver que ces foyers (osseux) restent tout à fait limités, qu'ils subissent les métamorphoses régressives des noyaux tuberculeux et guérissent. On conçoit que cette tendance existe surtout dans les amas de végétations, et en particulier, dans les petits foyers ainsi que dans ceux qui ne sont pas trop rapprochés de la surface de l'os. Après que la plus grande partie du foyer tuberculeux a été frappée de déchéance, il se développe à sa place un tissu sain avec tendance à l'induration fibreuse. Ce tissu vient prendre la place de l'amas de détritus, pénètre dans la granulation, l'enveloppe et l'étouffe en quelque sorte. Un fait fort caractéristique, c'est que parfois cette cicatrisation ne s'opère pas complètement, que dans une partie du foyer induré il reste un îlot plus ou moins grand de granulation tuberculeuse. Cet îlot peut subsister pendant bien des années et devenir encore funeste pour le patient après ce laps de temps : le processus tuberculeux pouvant se rallumer en partant de ce point. C'est là l'origine de ce qu'on appelle la *récidive tuberculeuse*, qui joue un si grand rôle dans l'histoire des arthrites, — il nous suffira de rappeler la coxalgie. De petits séquestres peuvent être absorbés par les bourgeons sains, mais souvent aussi ils persistent, contractent des adhérences avec le tissu fibreux et ne produisent plus de troubles notables par la suite. Quant aux séquestres tuberculeux volumineux, la réparation s'opère beaucoup plus difficilement, et l'on peut poser en principe que l'absorption ou l'enkystement d'un séquestre d'un certain volume, ne se fait pas d'ordinaire. Moi, du moins, parmi les centaines de cas que j'ai vus, je n'ai pu en trouver un seul où j'aie pu me convaincre qu'un séquestre volumineux tout entier eût été absorbé ou qu'il eût repris de la vitalité, que la granulation tuberculeuse et le pus caséeux eussent disparu et que le séquestre se fût transformé en un tissu cicatriciel ayant contracté de nouvelles connexions avec l'os environnant.

§ 6. Lorsque les foyers sont rapprochés de la surface de l'os, qu'ils sont *sous-périostaux*, *à proximité de la surface articulaire*, et dans les limites du territoire de la synoviale, le processus ne reste généralement pas circonscrit au foyer primitif, mais pénètre de là dans les cavités articulaires et les tissus voisins.

Ainsi se développent des affections sous-périostées, s'étendant de proche en proche, ainsi que des affections articulaires, de nature tuberculeuse.

En ce qui concerne la marche ultérieure du processus morbide, tant au point de vue anatomo-pathologique qu'au point de vue clinique, il est un fait d'une importance capitale : c'est celui de savoir si les fongosités développées dans le foyer primitif et les points envahis secondairement, sont formées de bourgeons secs, où prédomine la tendance à la production d'un tissu fibreux cicatriciel, ou s'il existe plutôt une tendance à la caséification et au ramollissement, c'est-à-dire à la formation de pus.

La division de la tuberculose en une forme sèche, végétante, avec tendance à la cicatrisation, et une forme molle, se terminant soit par caséification, soit par suppuration, répond non-seulement aux exigences de l'anatomie pathologique, mais encore et surtout, aux nécessités cliniques. Nous verrons par la suite que le pronostic, en ce qui concerne la propagation de ces processus morbides et leur mode de terminaison, est surtout dicté par les observations faites au lit du malade, lesquelles sont elles-mêmes basées sur des considérations tirées des diverses formes de la maladie ainsi que de leur symptomatologie clinique.

Pour mieux spécifier ce que nous entendons par tuberculose sèche, nous ajouterons que nous désignons surtout sous ce nom la forme caractérisée par la formation de végétations n'ayant aucune tendance, ni à la suppuration ni à une dégénérescence caséeuse *étendue*. Nous devons signaler ce fait, parce qu'il existe une autre forme qui ne se termine pas par suppuration, mais où les fongosités possèdent à un haut degré la tendance à la transformation caséeuse. Au point de vue du pronostic et de la valeur clinique, cette variété peut être placée sur le même pied que la forme suppurée.

La forme sèche, caractérisée, comme nous venons de le dire, par la présence de bourgeons tuberculeux ayant une tendance à se transformer en un tissu cicatriciel, se prête beaucoup moins à la *propagation locale* de la tuberculose que cette autre forme qui, dès son apparition, se fait remarquer par une grande mollesse des végétations et leur tendance à dégénérer en un détritus mou et grumeleux. Dans le premier cas, il se produit très lentement à côté du siége primitif, par exemple, sous le périoste, un foyer secondaire renfermant des bourgeons tuberculeux de la même nature que les premiers, avec aussi peu de disposition à s'étendre et la même tendance à la production d'un tissu cicatriciel.

Les foyers mous, évoluant vers la fonte purulente ou caséeuse, se comportent tout différemment. Ils sont caractérisés par la disposition à provoquer aussitôt dans les tissus qu'ils envahissent, une infection semblable à eux-mêmes. Les tissus se ramollissent et se désagrègent rapidement, et ce processus est accompagné de la sécrétion d'une certaine quantité de liquide ; puis, avant que l'inflammation n'ait créé une barrière solide tout autour du foyer, l'affection se propage, grâce à la pression qui se produit dans le foyer secondaire, et s'étend le long des tractus de tissu conjonctif. Il se forme ainsi un centre de ramollissement assez considérable, caractérisé par la tendance à envahir le voisinage, et lorsque les granulations tuberculeuses ramollies se sont transformées en pus grumeleux, on voit apparaître l'*abcès par congestion (abcès migrateur, abcès froid)* dont la marche est rapide.

A l'heure qu'il est, nous ignorons encore complètement les causes qui font que la maladie revêt, dans un cas, la forme sèche, et dans d'autres, la forme molle suivie de dégénérescence caséeuse ou purulente. Ce qui est certain, c'est que la formation du pus ne dépend pas de l'étendue du processus primitif. On voit, par exemple, des abcès du volume d'une tête et même au-delà, ayant pour point de départ un tout petit foyer tuberculeux de l'os, tandis que, d'autre part, il n'est pas rare que des foyers multiples, même très volumineux, soit à fongosités, soit à séquestre, ne donnent pas une goutte de pus. On serait disposé à croire qu'il faut qu'une infection d'un genre particulier vienne s'ajouter à l'infection tuberculeuse pour donner à celle-ci la forme purulente. Et pourtant, les expériences sur les animaux viennent contredire cette hypothèse, car c'est précisément par l'inoculation du pus tiré d'un abcès tuberculeux fermé qu'on parvient à produire la vraie tuberculose dans les yeux, les articulations, etc. Aucune autre infection que l'infection tuberculeuse ne se produit dans ces cas.

En général, le processus morbide conserve le caractère qu'il a eu au début, c'est-à-dire, qu'il n'arrive pas souvent que des fongosités sèches existant depuis longtemps, se ramollissent et suppurent. Que si réellement cela se présente de temps à autre, la suppuration ne devient presque jamais bien considérable : elle reste localisée, et rétrograde même facilement.

Il n'est pas nécessaire d'insister sur la haute importance que ces faits présentent pour le pronostic des processus locaux. Mais en outre, nous verrons quelle influence ils exercent sur la question de l'infection générale dans la tuberculose.

§ 7. Avant de nous occuper de la propagation des foyers osseux au périoste, aux tissus parostaux et aux articulations, nous devons mentionner encore une *troisième* forme d'*affection osseuse* qui, quoique beaucoup plus rare, se rencontre cependant assez fréquemment pour mériter une description spéciale, à cause de la gravité qu'elle présente pour les os où elle se déclare. Au surplus, c'est ici le moment d'en parler, parce que, de même que les processus morbides progressifs des articulations et des parties molles, elle est caractérisée par une marche envahissante au sein de l'os. Il s'agit de cette forme à laquelle on peut donner le nom de *tuberbulose infiltrante progressive des os*. On la rencontre de temps à autre dans le tissu spongieux des os et dans la portion compacte voisine; parfois aussi, elle pénètre dans la moelle; mais comparativement aux affections locales décrites précédemment, elle est infiniment plus rare. D'ordinaire, on la rencontre là où la tuberculose se complique de suppuration, et notamment de foyers suppurés à ciel ouvert. Dans ces cas, le processus, ou bien pénètre de l'intérieur de l'articulation dans la couche superficielle de l'extrémité osseuse, après avoir érodé le cartilage, ou bien, exceptionnellement, il continue à s'étendre du foyer vers l'os lui-même. C'est surtout la cavité médullaire qui paraît se prêter à cette marche envahissante.

De ce qui précède, il résulte que la maladie se présente sous des aspects différents. Un signe distinctif caractéristique, c'est qu'à la différence des autres formes, on n'y trouve pas de limite, ni de couche de démarcation proprement dite. En apparence sans marche régulière et sans ligne de démarcation appréciable, le processus morbide pénètre dans l'os sain par prolongements et îlots irréguliers, qui, dans le tissu compacte, ont la même coloration et la même consistance que le séquestre tuberculeux, c'est-à-dire qu'ils sont jaunâtres ou d'un blanc jaunâtre et durs, tandis que dans la portion spongieuse, l'infiltration jaune alterne avec de petits foyers suppurés ; et enfin, dans la cavité médullaire, il se forme des foyers de suppuration de toute dimension, tapissés d'une membrane pyogénique, d'où la maladie peut se disséminer dans l'os et revenir ensuite dans la moelle centrale, véritable *ostéomyélite tuberculeuse purulente.* Il saute aux yeux qu'une semblable marche doit fournir un pronostic défavorable aussi bien au point de vue local qu'au point de vue général, et c'est un bonheur pour la chirurgie conservatrice que les diaphyses des os longs de grande dimension ne soient que bien rarement atteintes par ces formes de la tuberculose.

§ 8. Nous avons déjà exposé ci-dessus (§ 6) de quelle façon l'infection se propage du foyer osseux vers les parties voisines. Nous rappellerons seulement que cela se fait de deux manières : la maladie peut se répandre sous forme de végétations tuberculeuses simples, avec très peu ou point de suppuration, — et, dans ce cas, elle ne prend généralement qu'une extension limitée, — ou elle donne naissance à de grands abcès tuberculeux, qui n'arrivent à la surface que loin du lieu d'origine du pus.

L'*abcès froid, (abcès tuberculeux, abcès migrateur, abcès par congestion)*, chemine entre les organes en suivant les tractus de tissu conjonctif. Ses parois se recouvrent d'un dépôt fibrineux provenant du pus, et, au milieu de ce dépôt, les tubercules ne tardent pas à se développer. Le dépôt en question s'organise à la suite d'un travail émanant de l'enveloppe fibreuse externe, qui se consolide de plus en plus, et l'on voit ainsi apparaître la membrane pyogénique tuberculeuse. Celle-ci a une épaisseur fort variable. Dans les abcès récents, elle ne forme le plus souvent qu'une pellicule mince avec des tubercules déjà visibles à l'œil nu; dans les abcès anciens, elle est plus épaisse, et a l'aspect d'une couche molle de granulations tuberculeuses se caséifiant et s'émiettant facilement. Au moyen d'une curette, de l'ongle, ou d'une éponge, on peut détacher cette membrane pyogénique, — la granulation tuberculeuse, — de la paroi fibreuse de l'abcès.

Il est possible d'étudier le développement des jeunes tubercules dans les couches nouvellement formées de la membrane pyogénique, c'est-à-dire, dans la fibrine fraîchement déposée. Il n'est pas rare de voir ici, juste à la limite des vaisseaux de nouvelle formation, des cellules géantes, encore entourées de fibrine en voie de dégénérescence, et au même endroit, parfois entourés d'un vaisseau, des foyers de cellules rondes avec ou sans cellules géantes à plusieurs noyaux. En se rapprochant des couches extérieures de la membrane, on pourra y démontrer l'existence du tubercule typique (fig. 6). De même que le pus tubercu-

Fig. 6.

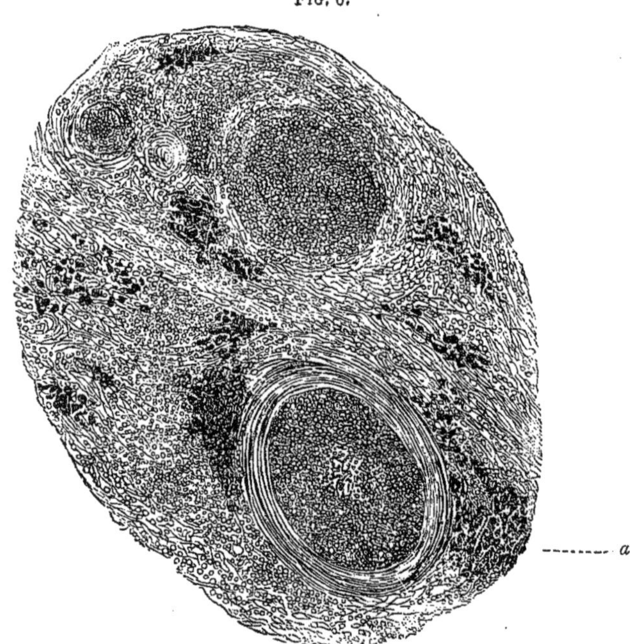

Tubercules au milieu d'une membrane de fibrine (tubercules à cellules rondes dans de la fibrine avec du pigment sanguin et un commencement d'organisation).

leux donne naissance à de nouvelles granulations tuberculeuses partout où il arrive dans ses migrations, de même il est le moyen le plus sûr pour inoculer la tuberculose aux animaux.

§ 9. Nous avons vu qu'un foyer tuberculeux dans un os peut donner lieu soit à une tuberculose des parties molles, telle que nous venons de la décrire, soit à une affection articulaire; cela dépend uniquement du siège du foyer tuberculeux.

La grande majorité de toutes ces arthropathies désignées autrefois sous le nom de *fongus articulaire, tumeur blanche, tumeur fongueuse* ou *tumeur froide, tumeur lymphatique* ou *scrofuleuse, engorgement séreux des articulations*, proviennent de ce qu'à l'intérieur des extrémités articulaires il se développe un ou plusieurs de ces foyers décrits plus haut, et de ce que ces foyers proéminent dans la cavité séreuse dès le début ou s'y font jour par la suite. Ce fut Volkmann qui, le premier, signala le fait que la matière tuberculeuse d'un foyer osseux peut infecter l'article après l'avoir perforé et y avoir été en quelque sorte disséminée à la manière d'un semis, et ce fait présente la plus grande importance pour l'histoire du fongus. Nous signalerons ici seulement en passant que la synoviale peut également être le siége primitif de la maladie. Celle-ci peut se présenter sous forme de foyers circonscrits ou sous une forme diffuse, — nous reviendrons plus loin sur ce sujet, — mais nous croyons pouvoir dire, dès à présent, sans soulever des protestations, que nous partageons l'opinion de Volkmann, à savoir : que l'origine *ostéale* de la tuberculose articulaire est la plus fréquente. Nos propres statistiques nous conduisent au même résultat. Mais parmi les variétés ostéales, il faut placer en tête, par ordre de fréquence, *celle qui est caractérisée par la présence de foyers fongueux.* Ces foyers peuvent affecter avec les articulations les rapports les plus variés. Ils peuvent être situés sous le cartilage d'encroûtement, lequel peut rester intact ou bien, et c'est le cas le plus ordinaire, être perforé, et cette rupture peut entraîner à sa suite l'affection articulaire. Ou bien encore, le foyer a un siége plus profond et il peut y rester confiné ou arriver peu à peu à la surface de l'article, suivant son caractère plus ou moins envahissant. Mais il peut se faire qu'un certain nombre de petits abcès soient disposés de telle façon que la granulation tuberculeuse se trouve dans une excavation de l'os, encore recouverte d'une mince couche de tissu conjonctif; celle-ci rompue, la maladie articulaire se développe. Il y a une catégorie de foyers qui présentent un grand intérêt au point de vue de la marche ultérieure de la tuberculose : ce sont ceux qui perforent leur coque aux environs de l'insertion de la synoviale. Il s'en faut parfois d'une ligne pour que le foyer donne alors lieu, soit à une arthrite tuberculeuse grave, soit à un abcès parostéal. La figure ci-dessous nous représente un de ces foyers situés dans l'épiphyse du fémur, et qui s'est ouvert à la face postérieure de l'os, très près de la cavité articulaire, mais sans y pénétrer, l'abcès auquel il a donné lieu s'étant formé dans les interstices musculaires à la partie inférieure du fémur.

FIG. 7.

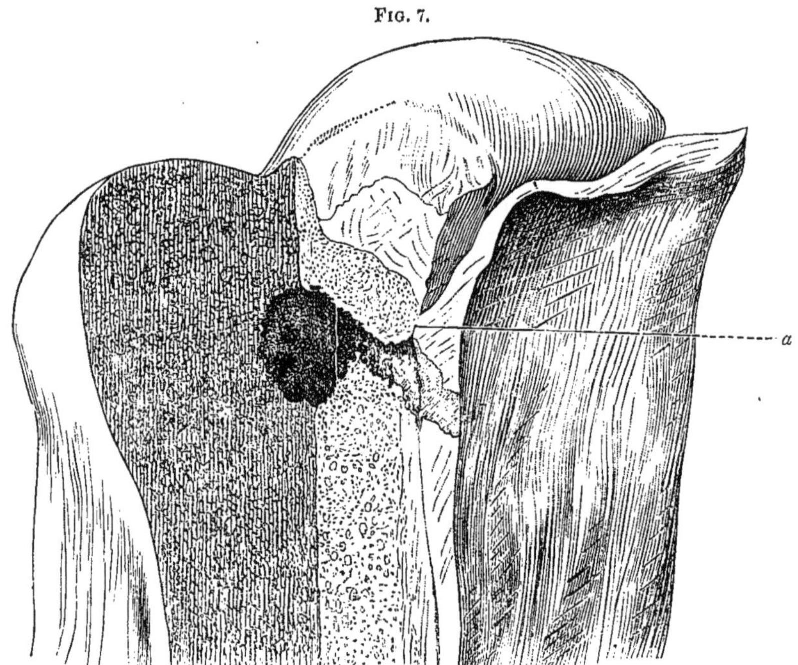

Coupe de l'extrémité articulaire inférieure du fémur avec un foyer qui s'est ouvert juste au dessus de l'insertion de la synoviale, (l'articulation est intacte.)

Les *séquestres tuberculeux* présentent une importance capitale pour les affections articulaires. C'est présisément dans les articulations que le séquestre affecte le plus souvent la forme d'un coin, dont la base est dirigée vers la surface articulaire. Comme il arrive assez souvent que ces processus évoluent sans trace de suppuration, il n'est pas rare que le patient continue à se servir d'un membre renfermant un séquestre, et que les effets du frottement finissent par se faire sentir à la surface de ce dernier : le cartilage, mal nourri, s'use, et celle-ci se polit et devient éburnée. C'est là un phénomène si caractéristique qu'on peut s'attendre à ce que les surfaces osseuses polies, dans une articulation fongueuse, renferment presque toujours des bacilles de la tuberculose. Mais, indépendamment de leur poli, on peut encore reconnaître ces endroits à un autre signe, c'est-à-dire à leur coloration, qui est d'un jaune-fumée d'une teinte particulière. En regardant de plus près, on trouve ordinairement à la limite du séquestre un sillon plus ou moins large, rempli de tissu conjonctif tuberculeux, et par ce sillon, on peut soulever et faire sortir le séquestre de sa niche au moyen d'un élévatoire ou d'un ciseau.

§ 10. Avant de rechercher de quelle façon la tuberculose se propage dans l'articulation, nous devons, pour mieux faire comprendre ce qui se passe, intercaler ici quelques remarques touchant la nature de la phlegmasie qui se développe dans l'articulation, que son point de départ soit dans l'os ou dans la synoviale.

Les anciennes dénominations d'*arthrite tuberculeuse*, de *tumeur blanche*, de *fongus articulaire*, doivent être rejetées aujourd'hui d'une manière absolue : il suffit de dire qu'elles n'expriment plus du tout la réalité des choses telle qu'elle nous apparaît. Les noms de *fongus*, d'*arthrite fongueuse*, etc., sont empruntés à cette forme de la maladie où, à la suite de l'irritation tuberculeuse, il se développe à côté des tubercules un tissu conjonctif mou de nouvelle formation et où la synoviale se couvre de végétations tuberculeuses molles et se transforme en masses fongueuses; mais souvent aussi dans ces cas les végétations qui se forment sur la synoviale et à l'extérieur ne renferment pas de tubercules. Cette forme se distingue surtout par l'engorgement séreux particulier et la dégénérescence atrophique du tissu adipeux sous-séreux : c'est ce qui donne lieu à la formation de ce tissu fluctuant qui a autrefois joué un si grand rôle sous le nom de *tissu fongueux*. Tous les tissus mous para-articulaires se tuméfient et la jointure prend un aspect fusiforme : c'est ce qui constituait autrefois le cachet caractéristique du fongus articulaire. Lorsque des patients atteints de cette affection ont beaucoup couru, qu'il s'est peut-être même formé un petit abcès suivi d'une fistule, il se développe, comme conséquence de toutes ces irritations, un accroissement de la tumeur et une induration fibro-lardacée de toutes les parties molles para-articulaires. Dans les cas extrêmes, il se forme à la surface de l'os des excroissances émanant du périoste. Peu à peu le tissu conjonctif fibro-lardacé se rapproche de la peau et y adhère; la peau s'amincit et prend cet aspect lisse, luisant, anémique, qui a valu à cette maladie le nom de *tumeur blanche*. Ces formes sont devenues beaucoup plus rares, parce qu'en général on traite aujourd'hui les arthrites tuberculeuses avec plus de soin et qu'on ne laisse plus les patients se servir autant des membres malades, du moins pas sans appareils.

Donc, tandis que dans les cas décrits ci-dessus l'irritation provoquée par la tuberculose se traduit par le développement d'un tissu de nouvelle formation, d'autres fois la synoviale répond à la provocation par un *épanchement séreux*. *L'hydropisie tuberculeuse des articulations* est un phénomène secondaire qui est loin d'être rare, attendu qu'un grand nombre d'épanchements dans l'articulation du genou qui se montrent très rebelles au traitement, doivent leur origine à la tuberculose. Le plus souvent l'hydropisie articulaire survient à la suite d'une synovite tuberculeuse diffuse, et la physionomie que présente la maladie est d'autant plus trompeuse que la synoviale montre moins d'altérations. Mais il n'arrive presque jamais que l'épaississement de cette membrane fasse *entièrement* défaut, et cet état, c'est-à-dire l'épaississement fibreux notamment au niveau des culs-de-sac, suffit d'habitude pour poser le diagnostic rationnel d'hydarthrose tuberculeuse. Il est beaucoup plus rare de rencontrer l'épanchement dans cette forme de synovite tuberculeuse appelée *tubéreuse*, et caractérisée par la formation de grosses nodosités dures, qui, au point de vue anatomo-pathologique, sont des fibromes tuberculeux. Nous reviendrons sur cette forme en parlant de la synovite tuberculeuse (§ 13). Enfin on rencontre parfois aussi l'épanchement dans des articulations auxquelles on ne peut appliquer que la désignation de *fongueuses*, et notamment chez les enfants, il n'est pas rare de trouver un liquide séreux presque transparent dans les articulations fongueuses.

En ce qui concerne l'épanchement lui-même, le liquide est parfois aussi limpide que de l'eau. D'autres fois il est légèrement trouble, tenant en suspension un certain nombre de corpuscules du pus; d'autres fois encore le liquide est *fibrineux*. On trouve dans ces épanchements les produits de coagulation les plus variés. Tantôt ce sont des substances blanchâtres, molles, étalées, membraniformes; tantôt elles sont lisses, de forme régulière, et assez souvent elles ressemblent soit à des grains de riz, soit à des graines de melon ou de concombre. Nous signalons ici avec intention cette combinaison de l'hydropisie articulaire avec ces produits de coagulation connus sous le nom de *corps riziformes*, parce qu'on a cru autrefois que c'était précisément dans la tuberculose qu'on ne rencontrait pas ce genre de néoplasmes, tandis que nous sommes au contraire d'avis que l'existence de ces corps dans une articulation hydropique et dans des gaînes tendineuses doit faire soupçonner l'existence d'une affection tuberculeuse (1).

Pour terminer, il nous reste à mentionner *la synovite tuberculeuse avec suppuration abondante*, ce qu'on pourrait appeler *la pyarthrose tuberculeuse.* Nous n'entendons pas parler ici de cette forme de suppuration caséeuse qui se déclare dans une partie quelconque d'une granulation en voie de dégénérescence lorsque la maladie articulaire existe déjà depuis un certain temps, mais bien de ce genre de synovite tuberculeuse où l'on trouve de nombreux tubercules miliaires dans l'épaisseur de la synoviale, pendant que tout le sac synovial se remplit d'un pus tuberculeux, tout comme dans la forme précédente il se remplit de sérosité. Dans ces cas, la surface interne de la synoviale est recouverte d'une fausse membrane tuberculeuse, d'épaisseur variable, qu'on peut détacher.

§ 11. Nous avons dit que la tuberculose articulaire a son *point de départ* dans l'os ou dans la synoviale; le cartilage joue un rôle tout à fait subordonné. Nous ne prétendons toutefois pas que le cartilage ne présente pas de lésions dues à la maladie. Chez les jeunes enfants dont les épiphyses ne sont pas encore complètement ossifiées, il arrive même assez fréquemment que des séquestres tuberculeux proéminent dans le cartilage, et même chez l'adulte il n'est pas rare qu'un foyer sous-chondral siége moitié dans l'os, moitié dans le cartilage. Mais dans ces cas, c'est toujours dans les parties vascularisées de l'os que se fait la localisation principale. Nous n'avons jamais vu des foyers siéger *uniquement dans le cartilage;* du reste notre manière de voir au sujet de l'origine de ces foyers (voir § 4), pour laquelle la présence de vaisseaux est nécessaire, ne nous permet pas d'en admettre la possibilité. Pour la même raison, nous sommes d'avis que des foyers primitifs ne peuvent pas se rencontrer dans des organes tels que les ménisques. Cela n'exclut cependant pas la possibilité qu'une tuberculose déjà existante n'envahisse le cartilage et ne le détruise, seulement, les choses se passeraient alors de la même façon que pour toute autre espèce de végétations. Ce sont surtout les disques cartilagineux du genou qui sont exposés à ces atteintes lorsque la tuberculose marche de l'intérieur de l'articulation vers l'extérieur, mais on constate aussi assez souvent la destruction du cartilage diarthrodial par un foyer sous-chondral qui se fait jour dans l'article. Toutes les autres altérations que subit le cartilage et qui ne

(1) V. Riedel. *Contribution à l'étiologie des corps fibrineux du genou,* in *Klin. Studien aus der chir. Klinik in Goettingen. Deutsche Zeitschrift f. Chir.*, t. X.

dépendent pas rigoureusement de la tuberculose, seront examinées en détail à la fin du présent chapitre.

§ 12. Supposons d'abord le cas ordinaire d'une arthropathie prenant son point de départ dans un foyer osseux, et voyons quelle en sera l'évolution.

Une question d'une grande importance pratique est celle du nombre de foyers existant dans un cas donné.

Arrive-t-il souvent qu'il n'existe qu'un foyer dans les extrémités articulaires ?

Nous pouvons répondre affirmativement sans hésiter, sans pouvoir toutefois dire (voir plus loin), combien de fois cela se présente. Tout ce que nous pouvons dire, c'est que, d'après notre expérience personnelle, l'affection primitive peut être fort souvent ramenée à *un* foyer, et que, lorsqu'il existe un foyer *volumineux*, il est très souvent unique. Mais il y a certaines formes bien déterminées où il y a presque toujours plusieurs foyers. C'est ainsi que dans celle connue sous le nom de *carie sèche*, qui amène rapidement une destruction étendue de l'appareil articulaire, il existe presque toujours plusieurs centres dès le début. En général on peut dire que dans la forme fongueuse, les foyers sont plus souvent multiples que dans celle où il se produit des séquestres. Du reste il n'est pas rare de rencontrer une combinaison des deux formes dans la même articulation.

Nous avons essayé de répondre à la question relative au nombre de foyers, en nous servant des préparations obtenues par les résections que nous avons faites. M. le docteur Müller a dressé une statistique à ce sujet en vue d'un travail qu'il compte publier prochainement. Parmi 154 préparations de foyers tuberculeux des os, provenant de la hanche, du genou, du coude, il y a 95 affections simples et 59 affections multiples. Le nombre de foyers varie suivant l'articulation, car tandis que dans le genou le chiffre de foyers uniques dépasse du double celui des foyers multiples, pour la hanche la proportion est presque égale, tandis qu'au coude, les foyers multiples n'existent que dans un tiers des cas.

Le danger d'une infection de l'article par un foyer osseux provient, ainsi que nous l'avons déjà fait ressortir à plusieurs reprises, soit de ce que ce dernier ait été dès le début en partie intra-articulaire, soit de ce qu'il y ait pénétré en continuant à s'étendre.

Une conséquence de cette perforation, c'est le développement d'une inflammation à caractère tuberculeux dans la jointure. Parfois il arrive que la maladie suit une marche favorable, de façon qu'il ne se produit pas d'infection générale de l'article. Ainsi l'on voit, par exemple, qu'autour de l'endroit où la perforation a eu lieu, il se déclare une inflammation qui donne naissance à une couche fibreuse autour du foyer et l'isole complètement du reste de la cavité articulaire. C'est surtout dans le genou chez les enfants qu'on peut observer ce phénomène. Mais le cas le plus fréquent, c'est que le pus caséeux se répande dans l'articulation. Quand la perforation se produit au niveau de l'insertion de la synoviale, il se déclare ordinairement à cet endroit une synovite tuberculeuse bien caractérisée, qui vient s'ajouter à l'ostéite tuberculeuse. En même temps, on voit apparaître dans tout le territoire articulaire des symptômes inflammatoires, sous forme de gonflement de la synoviale (fongus), d'hydropisie articulaire, ou d'abcès froid. (Voir plus haut).

Ainsi que nous venons de le dire, c'est à la périphérie du foyer perforant que les tubercules caractéristiques se rencontrent ordinairement, tandis qu'on ne les trouve pas toujours dans le reste de l'articulation. Car il ne faut pas perdre de vue qu'une partie des bourgeons flasques fluctuants, minant parfois le cartilage et le détachant du tissu osseux sous-jacent, ne sont pas de nature tuberculeuse; ce ne sont que des excroissances molles, très vasculaires, produits du travail inflammatoire qui s'est établi dans la jointure. De même, les végétations naissant du tissu osseux, qui amincissent le cartilage, le perforent à la façon d'un tamis et le soulèvent, ne sont ordinairement pas tuberculeuses. Dans la plupart de ces cas, le tissu parasynovial se comporte d'une façon tout à fait caractéristique. Il subit une sorte d'imbibition qui lui donne l'aspect d'une gelée, et cette masse se rencontre partout où il y a une couche plus ou moins épaisse de graisse sous-synoviale. Cette masse gélatiniforme est constituée par le tissu adipeux lui-même, qui s'est atrophié et a subi des altérations inflammatoires.

La présence des tubercules à l'intérieur des fongosités se trahit d'ordinaire par un aspect grumeleux, et même caséeux, particulier de ces dernières. Les végétations qui naissent du foyer osseux sont souvent aussi riches en tubercules que celui-ci. Le tissu fongueux produit l'impression d'un tissu folliculaire, tellement le nombre de nodosités tuberculeuses, de grande et de petite dimension, y est considérable. Le tissu-mère, au sein duquel les nodosités se développent, présente une grande variété. Les tubercules, qui ont une grande tendance à une dégénérescence rapide, se trouvent le plus souvent dans un tissu bourgeonnant, mou, parsemé de cellules rondes, et renfermant par-ci, par-là, outre les tubercules, des cellules géantes isolées. A côté de tubercules ronds, sphériques ou ovalaires, on rencontre encore dans ce tissu-mère cette forme particulière de tubercules qu'on pourrait qualifier de *tissu de tubercules*. La granulation est traversée par des traînées étroites et communiquant entre elles, de cellules épithélioïdes

Fig. 8.

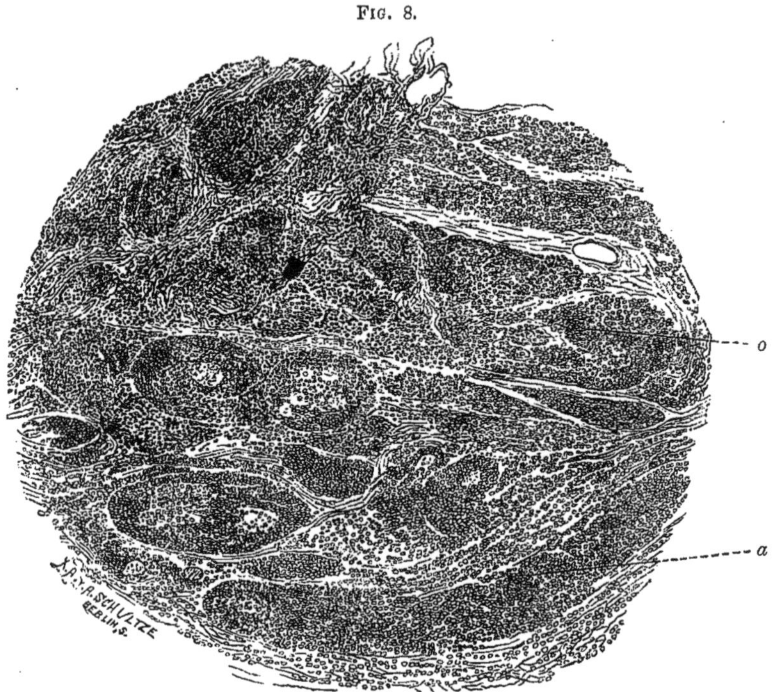

Granulations tuberculeuses typiques avec beaucoup de tubercules ronds ou oblongs, et des traînées de tubercules (tissu de tubercules).

et de cellules rondes qui ont l'air d'avoir pénétré dans des espaces lacunaires préexistants. Souvent on dirait que ces traînées font suite à un vaisseau, et cette idée se trouve encore confirmée quand on examine des coupes perpendiculaires à l'axe longitudinal de cette partie de la granulation.

On trouve, en outre, des nodosités à l'intérieur des tissus eux-mêmes, dans les lacunes entre les fibres du tissu conjonctif, etc.

Le mode de propagation des tubercules dans les fongus articulaires débutant dans les os, est tout différent. Parfois la tuberculose proprement dite se borne au voisinage du foyer osseux; d'autres fois, on trouve de véritables îlots de tissu tuberculeux; et dans d'autres cas encore, on a sous les yeux un tableau semblable à celui qu'on rencontre dans la synovite tuberculeuse diffuse primitive.

§ 13. *La synovite tuberculeuse diffuse primitive* n'exclut nullement la possibilité de la présence simultanée d'un processus ostéal, mais celui-ci ne communique pas avec l'articulation ; il se développe sous l'influence des mêmes causes et en même temps que la tuberculose de la synoviale, mais sans qu'on puisse le considérer comme le point de de départ de l'affection. Parfois cependant une tuberculose primitive des os donne naissance à une tuberculose miliaire diffuse de l'articulation.

Le tableau que présente une *synovite tuberculeuse diffuse* est très variable. Il peut arriver que dans le tissu sous-séreux d'une synoviale où l'*on ne rencontre presque pas d'altérations inflammatoires*, on trouve des tubercules, sous forme de nodules grisâtres, dans des articulations où, pendant la vie, on n'a remarqué aucun signe de maladie. C'est surtout dans la tuberculose miliaire aiguë généralisée que ces tubercules se développent, et à ce titre, ils ne présentent aucun intérêt pour la chirurgie, mais seulement pour l'anatomie pathologique ; il en est de même pour les granules miliaires diffus dans la moelle des os longs.

Après cette première variété qui, comme nous l'avons dit, rentre plutôt dans le cadre de l'infection tuberculeuse générale, nous en trouvons une autre qui s'en rapproche, en ce sens qu'on n'y rencontre pas non plus des granulations proprement dites, semblables à celles de la synovite fongueuse. Nous l'examinerons tout à l'heure au point de vue clinique. Nous dirons seulement ici qu'elle apparaît au clinicien sous les traits d'une hydropisie articulaire, affectant parfois la forme fibrineuse, et qui donne naissance, tantôt à ces produits de coagulation, connus sous le nom de *corps riziformes*, tantôt à des coagulats, qui s'attachent aux villosités de la synoviale dégénérée. Nous reviendrons sur cette forme en parlant de la synovite tubéreuse (§ 15).

Dans la synovite tuberculeuse, telle qu'elle se présente au chirurgien, il existe presque toujours des altérations inflammatoires de la synoviale : il y a formation de granulations tuberculeuses diffuses. En règle générale, il faut les considérer comme des manifestations secondaires, d'origine irritative, qui ne se distinguent de ceux décrits plus haut que par leur caractère uniforme. Dans toute l'épaisseur de la synoviale, souvent jusque dans le tissu sous-synovial, on trouve de nombreux, parfois d'innombrables, granules de toute dimension, reconnaissables à l'œil nu à leur forme et à leur couleur grise ou jaune-grisâtre. Très souvent le sac synovial est dans ces cas plus ou moins rempli d'un liquide transparent (hydropisie tuberculeuse); dans d'autres cas, la cavité articulaire se remplit de pus et la surface de la synoviale dégénérée est recouverte de la membrane pyogénique, d'une épaisseur variable, et qu'on peut détacher facilement.

§ 14. On a beaucoup parlé autrefois, d'abcès dits *para-articulaires* (périarticulaires), dans les arthropathies fongueuses. Si sous ce nom on entend des collections purulentes, formées à côté de la jointure, mais sans y pénétrer, et sans jamais avoir eu de communication avec elle, ne devant leur origine qu'à « l'irritation inflammatoire » émanée de l'articulation, nous sommes forcé de déclarer que ce mode de formation n'existe pas. Les abcès qui naissent à proximité d'une articulation, peuvent devoir leur naissance à un foyer osseux, soit qu'il n'y ait eu qu'un foyer unique qui se serait ouvert simultanément dans la cavité séreuse et le tissu périarticulaire, soit qu'il y en ait eu plusieurs et que l'un deux eût donné lieu à cet abcès. D'autres fois il arrive qu'un foyer tuberculeux envahit l'articulation avant qu'il y ait de la suppuration, et que ce n'est qu'après cela qu'il se forme du pus dans le tissu périarticulaire. Or, la voie de communication entre l'abcès et le sac synovial peut déjà être fermée, au moment de l'apparition du pus, par des fongosités, ou bien, dans certains cas favorables, elle peut s'être oblitérée par suite d'un travail réparateur. Nous avons acquis la certitude que tous les abcès de ce genre, — et le nombre en est très considérable, — que nous avons examinés dans ces dernières années, rentraient dans l'une ou dans l'autre de ces catégories. Nous reconnaissons toutefois volontiers que les incisions pratiquées sur le vivant, dans un but thérapeutique, et dont l'objectif doit être en première ligne la guérison du patient, ne permettent pas toujours une exploration suffisante pour démontrer l'existence de la voie de communication.

Mais d'ordinaire il est très facile de montrer, en faisant l'opération, la route suivie par le processus tuberculeux pour se répandre d'un os ou d'une articulation dans les tissus voisins. S'il a son siège dans les os, il infecte et perfore d'abord le périoste; si c'est dans l'articulation, il envahit le sac synovial; de là, il se répand dans les interstices entre les organes, les muscles, les vaisseaux, etc., et, en les suivant, il va s'étendre au loin, soit sous forme de granulations caséeuses, soit sous celle d'un abcès froid (abcès par congestion). Il finit par atteindre la peau et la perfore; mais même après l'évacuation du pus, l'ulcère fistuleux ne montre aucune tendance à une rétraction cicatricielle rapide; on voit longtemps persister un ulcère tuberculeux, une fistule, tapissée de bourgeons tuberculeux, et qui, à la faveur de certaines circonstances, manifeste une disposition plus ou moins prononcée à envahir les tissus voisins.

En exposant l'histoire clinique de la maladie, nous reviendrons sur la question de savoir si celle-ci peut engendrer dans l'organisme une tuberculose constitutionnelle. Dans le présent chapitre, nous n'avons à enregistrer que les faits anatomo-pathologiques qu'on peut invoquer pour démontrer le passage du germe morbide d'un foyer osseux ou articulaire dans le torrent circulatoire.

Le plus souvent il arrive que la tuberculose se répand d'un membre dans l'organisme par les vaisseaux lymphatiques. Les affections de la main donnent souvent lieu à une infection du ganglion épitrochléen de la même nature que la maladie primitive ; de même, les affections articulaires du pied et du genou produisent des manifestations secondaires dans les ganglions de l'aîne, et celles de la hanche dans les ganglions du bassin. Toutes les fois que j'ai extirpé les glandes dans ces cas, l'examen a démontré qu'il s'agissait d'une infection tuberculeuse.

Parfois le processus morbide se propage d'abord par voie directe à une cavité séreuse et de là seulement à l'appareil circulatoire. A diverses reprises, j'ai constaté que dans une affection de la hanche qui avait gagné le bassin, le tissu conjonctif pelvien avoisinant, puis le péritoine, avaient été envahis, et que ce n'est que de ce dernier point qu'une tuberculose générale s'était développée. La même chose s'observe parfois dans les cavités crânienne et thoracique, dans les maladies des vertèbres supérieures, dans celles des côtes ou des articulations de la clavicule, de même que dans la tuberculose du sternum.

§. 15. Avant de quitter l'anatomie pathologique, nous devons encore parler d'une forme de tuberculose articulaire qui ne se rencontre que rarement, mais qui, le cas échéant, présente un intérêt tout à fait exceptionnel, parce qu'elle oppose à la sagacité du chirurgien des difficultés de diagnostic plus grandes que toutes les autres formes réunies : nous voulons parler de la forme *tubéreuse* à laquelle nous avons déjà fait allusion. Si l'on voulait ranger la tuberculose parmi les tumeurs, c'est précisément cette forme qui justifierait ce classement. C'est une tuberculose caractérisée par la présence de tumeurs dures. Son siège principal est dans la synoviale, surtout celle du genou, parfois dans les tendons et les gaînes tendineuses (bourses muqueuse du carpe) (1).

(1) RIEDEL. *Klin. Studien. zur Pathologie des Kniegelenks. Deutsche Zeitschr. f. Chir.*, t. X, et *Ueber isolirte tuberculöse Geschwülste des Kniegelenks*, t. XI.

L'anatomie pathologique de ces nodosités se présente sous des formes diverses. En règle générale, elles sont solitaires dans la capsule articulaire du genou, et atteignent jusqu'à la grosseur d'un œuf de pigeon; elles sont alors plus ou moins aplaties et émanent du tissu fibreux de la synoviale. Les nodosités que nous avons extirpées étaient constituées par un tissu ferme, d'une coloration rouge-grisâtre, avec par-ci, par-là, des granules d'un gris-clair, de la grosseur d'une tête d'épingle. Une de ces tumeurs se confondait insensiblement avec la couche fibreuse de la synoviale, tandis que la couche séreuse intacte ou même épaissie, passait au devant. Au microscope, on voyait que la masse principale se composait de tissu conjonctif jeune, en partie atteint de dégénérescence graisseuse, qui confinait à une couche de tissu fibreux compacte. Dans l'épaisseur de celle-ci se trouvait du tissu fibreux en voie de dégénérescence granuleuse, probablement à cause du manque de vaisseaux dans cette partie de la tumeur. Dans les couches profondes de la tumeur on ne trouvait plus que des débris de tubercules, tandis que sur les bords, qui étaient très vasculaires, il y en avait un grand nombre de très caractéristiques.

Dans d'autres cas les nodosités présentent au microscope un aspect plus varié, par suite de la présence d'un grand nombre de vaisseaux dégénérés. Une partie de ces derniers ont des parois énormément épaissies, formées de nombreuses couches de cellules fusiformes. Au milieu d'un tissu d'origine inflammatoire en petite quantité, on trouve des tubercules disséminés. En quelques endroits il y a si peu de tubercules et de tissu interstitiel, qu'on croit avoir affaire à un angiome.

Dans les cas où ces tumeurs existent, on voit se produire très fréquemment des dépôts de fibrine dans l'articulation, et ces couches fibrineuses viennent se placer de préférence précisément aux endroits où la synoviale forme ces épaississements noueux circonscrits. C'est ainsi que dans un genou que j'ai opéré, j'ai trouvé toute la synoviale dégénérée couverte de grosses et de petites protubérances; une partie des précipités

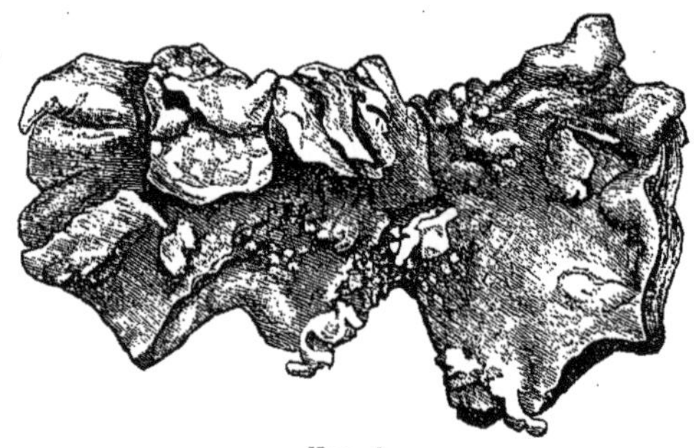

Fig. 9.
Tuberculose tubéreuse fibro-fibrineuse du genou (pièce conservée dans l'alcool, v. aussi fig. 10 § 27).

fibrineux formaient des filaments fins, une autre, de larges nodosités qui constituaient en certains endroits de véritables excroissances en forme de choux-fleurs, et ailleurs elles étaient aplaties comme les feuilles d'un bouton de rose.

Nous considérons la forme tubéreuse de la synovite tuberculeuse comme due à une infection locale de la séreuse. Le néoplasme d'origine inflammatoire au sein duquel on rencontre les tubercules, est un produit de la maladie locale. En règle générale, il s'agit dès le principe d'une synovite tuberculeuse diffuse, sans nodosités, c'est-à-dire de cette forme décrite au § 13; mais il arrive aussi que les nodosités se développent seules, ainsi que nous l'avons déjà exposé ci-dessus. Dans le chapitre consacré à l'histoire clinique de la tuberculose, nous reviendrons sur la signification de cette forme de synovite.

§ 16. Il est souvent très difficile, parfois même impossible, de découvrir les bacilles de la tuberculose dans les os et les articulations malades; d'autres fois on en trouve en grand nombre. Koch lui-même en a trouvé à diverses reprises; après lui plusieurs auteurs ont rapporté que leurs recherches étaient restées sans résultat; enfin Marchand, Schuchhardt et Krause obtinrent des résultats positifs. A la clinique de Gœttingue on s'est livré à de nombreuses recherches, notamment M. le Dr Müller; et ces recherches ont confirmé dans leur ensemble les résultats obtenus par Krause et Schuchhardt. Dans la plupart des articulations, le nombre de bacilles n'est pas considérable, et il faut souvent des recherches laborieuses et la confection de nombreuses préparations microscopiques pour en trouver. Est-il nécessaire de faire observer qu'on ne trouvera des bacilles dans une articulation ou dans un os qu'en s'adressant aux parties qui sont le siège principal des tubercules? Malgré cela on ne réussit pas toujours, malgré les recherches les plus consciencieuses. Qu'en faut-il conclure? Faut-il considérer ces cas comme non tuberculeux? Ce serait, à notre avis, une grave erreur. Celui qui n'a pas encore appris à poser le diagnostic de la maladie d'après la marche clinique et l'évolution anatomo-pathologique, ainsi que d'après l'aspect macroscopique et microscopique, — nous insistons sur ce dernier point, — celui-là ferait beaucoup mieux, suivant nous, de renoncer entièrement à reconnaître une tuberculose des os ou des articulations. Malgré de nombreux avis contraires, notre opinion, basée sur l'examen de bien des centaines de cas, est *que le tableau histologique que présente la tuberculose, l'existence du tissu tuberculeux spécial dans une articulation ou dans un os portant les signes macroscopiques de la tuberculose, sont une preuve suffisante de l'existence de la maladie.* Nous considérons aussi comme une preuve suffisante la présence du tubercule avec ses cellules caractéristiques et ses cellules géantes.

Nous savons que des cellules géantes se rencontrent dans beaucoup de tissus de granulations et que des nodules tuberculeux se développent parfois dans d'autres tumeurs formées de tissu granuleux (syphilis). Mais qu'importent ces rares exceptions à côté de l'immense majorité de cas où il ne peut absolument pas être question de syphilis? Et puis, dans les rares cas où il y a coexistence de syphilis et de tuberculose manifeste, ne s'agissait-il pas simplement d'une tuberculose compliquée de syphilis? Le débat sur cette question me rappelle toujours cette idée autrefois accréditée : que des tubercules peuvent se développer dans toute espèce « d'ulcères chroniques. » L'expérience a démontré que des tubercules typiques ne se forment jamais dans de vieux ulcères de la jambe, dans les végétations accompagnant les processus nécrotiques, mais que les ulcérations chroniques soi-disant devenues tuberculeuses, *sont de nature tuberculeuse*, par exemple, les ulcères fistuleux du rectum, les tubercules sous-cutanés, etc.

Nous signalerons ici un moyen de diagnostic à l'usage des sceptiques, voire même dans certains cas du diagnosticien expérimenté : *ce sont les expériences sur les animaux*. Souvent il s'agit de reconnaître si le contenu purulent ou séro-purulent d'une articulation est tuberculeux ou non. Un fait universellement reconnu, c'est qu'il est assez difficile de découvrir des bacilles dans le pus, ce qui cadre assez mal avec cet autre fait qu'on peut si facilement produire une infection avec du pus Ainsi, lorsqu'on veut savoir si l'on a affaire à une tuberculose de l'appareil urinaire, il est souvent utile, lorsqu'il n'y a pas de bacilles, d'avoir recours à l'inoculation. En faisant avec les divers liquides, maintenus tout à fait aseptiques, et en usant des précautions antiseptiques, une injection dans l'œil, dans une articulation, ou dans la cavité abdominale d'un lapin, on obtiendra dans beaucoup de cas un résultat positif. Mais il ne faut pas perdre de vue que si d'une part, le succès de cette injection fournit la preuve de la nature infectieuse du liquide, de l'autre, l'absence de tout résultat positif, ne prouve pas qu'il n'y ait pas de tuberculose. Il arrive même assez souvent que l'injection réussisse une fois et reste sans effet une autre fois, ou bien qu'un ou plusieurs animaux soient épargnés, tandis que d'autres deviennent malades.

§ 17. En parlant de l'anatomie pathologique de la tuberculose articulaire, nous n'avons dit que quelques mots du *cartilage*. Le motif de ce dédain apparent à l'égard d'une des parties essentielles de l'articulation, c'est que, comme nous l'avons dit, le cartilage joue dans la tuberculose un rôle tout à fait passif. La tuberculose primitive du cartilage n'existe pas, ce qui n'exclut toutefois nullement que ce tissu ne puisse subir, le cas échéant, diverses altérations. Une des plus fréquentes, c'est qu'il soit aminci par places ou même qu'il subisse des pertes de substance. Le cartilage malade peut adhérer intimement à l'os sous-jacent, ou être plus ou moins décollé. C'est ainsi qu'on peut voir un ou plusieurs petits foyers tuberculeux, parfois même un assez grand nombre, se former dans la couche osseuse sous-chondrale, et déterminer une résorption limitée, partielle ou totale, du revêtement cartilagineux. D'autres fois le cartilage resté intact subit à la surface une sorte de macération de la part du pus renfermé dans la cavité articulaire. Le cartilage peut présenter des foyers ou des pertes de substances plus ou moins considérables, lorsqu'il existe dans les os des foyers volumineux qui se sont fait jour dans l'article; mais lorsque l'os renferme un séquestre tuberculeux cunéiforme, le cartilage est résorbé et la surface dénudée de l'os devient éburnée. Dans tous ces cas, le cartilage peut encore adhérer à l'os comme à l'état normal partout où il n'a pas été détruit par le processus morbide; il est parfois même réellement surprenant de voir que, malgré l'existence d'une ostéo-synovite tuberculeuse grave, le cartilage articulaire ne présente absolument aucune altération. D'autres fois cependant le cartilage peut être détruit de bonne heure; dans ces cas, c'est toute la surface qui est atteinte, sans qu'il existe aucune affection tuberculeuse de l'os, ou s'il en existe, elle n'exerce aucune influence sur le processus qui se déroule dans le cartilage.

Le décollement et la destruction du cartilage dans ce dernier cas, dépend de l'état des *extrémités articulaires osseuses*. A plusieurs reprises déjà nous avons dit que ces dernières sont affectées d'une façon très variable et échappant à toute prévision, par le processus tuberculeux qui évolue dans leur voisinage. Dans un certain nombre de cas, le tissu osseux, — sauf au voisinage immédiat des endroits malades, — ne subit aucune altération. D'autres fois, surtout chez les patients qui ne se servent pas de leurs membres, les os s'atrophient, la couche corticale s'amincit, la portion spongieuse fait place à du tissu médullaire graisseux, l'os tout entier devient faible et fragile. Il ne s'agit donc pas d'un processus inflammatoire, mais de troubles de la nutrition, d'atrophie. Il existe cependant toute une série d'arthropathies où les os présentent des altérations inflammatoires sans foyers tuberculeux. Il s'agit alors d'une ostéite fongueuse, où l'inflammation a débuté dans la synoviale et a envahi l'os au point d'insertion de la séreuse. En faisant une section longitudinale d'une articulation ainsi atteinte, on trouve le plus souvent le cartilage décollé en tout ou en partie. Si l'on soulève cette plaque cartilagineuse, on verra la surface dénudée de l'os recouverte de bourgeons roses, mous et flasques, venant des couches sous-jacentes, comme cela se voit dans un moignon d'amputation lorsqu'il y a nécrose de la surface de section. On se trouve en présence d'une ostéite fongueuse qui ordinairement n'a qu'une profondeur de quelques millimètres. Dans des cas rares seulement, le processus envahit toute la tête articulaire jusqu'au canal central de la moelle. Quand cela arrive, la moelle est rouge et transformée complètement en un tissu de granulations de nature inflammatoire (caries carnosa). C'est dans l'articulation de l'épaule que j'ai rencontré le plus souvent cet état de choses. Dans ces cas on trouve souvent un nombre plus ou moins grand de tubercules dans la moelle ainsi altérée (ostéomyélite fongueuse), tandis que l'ostéite superficielle ordinaire, décrite plus haut, n'est que rarement de nature tuberculeuse : ce ne sont le plus souvent que des végétations molles.

Si maintenant on résume tout ce qui a été dit sur les altérations des os et des cartilages, on comprendra la diversité de formes que la maladie peut présenter. Tandis que dans tel cas l'os, dans sa totalité, reste presque normal, malgré la présence de plusieurs foyers tuberculeux, dans tel autre cas les altérations les plus graves se manifestent à sa surface. Ce dernier cas peut se présenter toutes les fois qu'il s'agit d'une maladie inflammatoire, que le cartilage est détaché ou que la surface osseuse de l'extrémité articulaire est ramollie par une ostéite fongueuse jusqu'à une certaine profondeur. La gravité des troubles qui se déclarent dans une articulation ainsi atteinte, dépend surtout des *traumatismes* auxquels elle est soumise. Ainsi, la simple pression produit des désordres dans une tête articulaire qui est le siège d'une maladie, et cet effet est d'autant plus marqué que l'action est plus circonscrite. C'est ainsi que lorsqu'un membre est fortement contracturé, l'une des extrémités articulaires peut agir sur la partie correspondante de l'autre. On voit des cas où la pression du sourcil cotyloïdien de l'os iliaque produit des sillons et même des pertes de substance sur la tête du fémur encore recouverte de son cartilage ; d'autres, où toute la tête s'enfonce dans la cotyle ramollie et où, après la destruction du cartilage, les points en contact des surfaces articulaires sont résorbés peu à peu, et le processus destructif s'étend vers les couches profondes de l'os déjà préparées par le travail inflammatoire. Cette désorganisation des tissus est encore favorisée par l'apparition de la suppuration qui transforme les surfaces malades en un véritable ulcère. Lorsqu'à l'ostéite malactique et à l'action mécanique de la pression viennent s'ajouter des foyers tuberculeux à la surface articulaire, la destruction complète des extrémités articulaires a lieu. Pour arriver à ce résultat, il n'est cependant pas indispensable que ces foyers se produisent, l'ulcération pouvant se faire même en l'absence de toute affection tuberculeuse primitive des os. (Volkmann, Busch).

Les altérations dont nous venons de parler peuvent atteindre un degré tel que les extrémités articulaires qui en sont le siège deviennent méconnaissables, surtout si, à la suite d'irritations provoquées par des mouvements de l'articulation, il se forme dans le périoste, au voisinage des parties malades, des néoplasmes inflammatoires. Lorsque, par exemple, la tête du fémur a élargi la cavité cotyloïde en haut et en arrière, il se produit sur les confins de la cavité ainsi agrandie, une irritation périostale qui peut aller jusqu'à production d'ostéophytes. Si l'on examine une pièce de ce genre après dessiccation, on voit autour de l'acétabule, en haut et en dehors, un bourrelet d'aiguilles et de nodosités osseuses stalactiformes.

C'est sur de semblables articulations qu'on a étudié autrefois les arthrites fongueuses, et ce sont elles qui ont fourni ces pièces anatomiques qui font l'ornement des collections. Elles représentent ce qu'on désignait sous le nom collectif de « carie articulaire. » Elles ne présentent aucun intérêt pour la pathogénie du processus morbide; elles nous montrent seulement à quoi celui-ci peut parfois aboutir, lorsque toute une série d'agents nuisibles, dont le chirurgien peut écarter le plus grand nombre, ont exercé leur action sur l'articulation malade. Nous ne croyons pas qu'il vaille la peine d'en faire l'objet d'un travail spécial, avec gravures appropriées, ainsi que cela a encore été fait récemment. Ce qui est beaucoup plus important, c'est de faire connaître au médecin comment ces processus se développent et de lui apprendre les moyens de les prévenir. A mesure que les méthodes de traitement se sont perfectionnées, ces altérations sont devenues de plus en plus rares, bien qu'il ne soit pas possible d'arriver à faire disparaître complètement de la scène chirurgicale cette affection, la *carie articulaire* des anciens.

HISTOIRE CLINIQUE DE LA TUBERCULOSE DES OS ET DES ARTICULATIONS

Je ne puis m'empêcher de faire observer en commençant ce chapitre, que nos connaissances en ce qui concerne l'histoire de la tuberculose des os et des articulations, sont encore très incomplètes. Il n'y a du reste là rien qui doive nous étonner. D'une part, il n'y a pas encore bien longtemps qu'on a commencé à considérer les processus morbides qui nous occupent comme rentrant dans le cadre de la tuberculose; d'autre part, ce n'est que par une longue expérience et en partant de l'idée de l'identité de ces processus avec la tuberculose, que nous serons en mesure de résoudre un certain nombre de questions qui s'y rattachent.

La tuberculose des os se présente sous deux formes : elle peut être *primitive* ou *secondaire*, *métastatique*, c'est-à-dire n'apparaître que lorsqu'il y a déjà une tuberculose avancée dans d'autres organes.

Quant à la façon dont le germe infectieux de la tuberculose arrive aux os et aux articulations lorsque ces organes sont atteints primitivement, nous n'en savons pas plus à l'heure qu'il est que pour les autres maladies infectieuses. Le germe peut pénétrer dans l'organisme soit par les poumons, soit par les glandes ou par le tube digestif. Ce qui plaide beaucoup en faveur de cette hypothèse, c'est que les poumons sont très souvent et le conduit thoracique (Ponfick), assez souvent, le siège primitif de la tuberculose. D'autre part, on n'a pour ainsi dire aucune preuve que chez un individu sain le virus tuberculeux puisse être absorbé par une plaie. La seule observation de ce genre que j'ai citée, c'est-à-dire l'éclosion dans une plaie du tibia d'une tuberculose locale, suivie d'une tuberculose généralisée, chez un enfant rachitique, n'est pas à l'abri de toute objection. Quelque séduisante donc que soit l'hypothèse de la production de la tuberculose par la pénétration de bacilles dans une plaie, et bien qu'elle permette en même temps d'expliquer sans difficulté un certain nombre de faits, elle ne repose jusqu'à présent sur aucune base sérieuse.

Mais avant de parler de la route suivie par le germe infectieux, nous aurions dû rechercher s'il existe réellement une *tuberculose primitive des os et des articulations*.

Autrefois, lorsque, surtout chez des enfants atteints de fongus articulaire, la tuberculose se déclarait dans d'autres organes, on considérait cela comme une simple coïncidence, comme une complication plutôt accidentelle. Mais aujourd'hui la plupart des pathologistes et des chirurgiens ont adopté une autre manière de voir, basée autant sur l'observation clinique que sur le fâcheux pronostic de la maladie, à savoir: que le nombre d'affections articulaires et osseuses isolées est très faible et qu'elles n'existent peut-être même pas comme lésions primitives. Je dois avouer que moi-même j'ai hésité pendant quelque temps sur la réponse à donner à cette question. Il saute aux yeux que l'observation *in vivo* ne permet pas de trancher la question, attendu qu'il est reconnu que les foyers d'infection pouvant donner lieu à des métastases, peuvent être très petits, et même presque guéris, ne trahissant leur présence par aucune manifestation clinique. Dans certains cas, un petit foyer caséeux dans le poumon, une glande tuberculeuse cachée ayant subi la dégénérescence caséeuse, suffisent pour produire une métastase, voire même toute une série de métastases. Sous ce rapport donc, les autopsies peuvent seules donner une réponse satisfaisante; mais il ne faut pas oublier que même les autopsies ne sont probantes que si l'on sait exactement quelle est la question à résoudre.

L'objection faite autrefois par Buhl, que lorsque le rapport d'autopsie ne mentionne pas l'existence d'un foyer caséeux, il peut avoir échappé à l'observateur, par exemple, s'il se trouvait dans une petite glande, — cette objection, disons-nous, subsiste encore aujourd'hui. Nous croyons toutefois que les matériaux que nous avons eu à notre disposition, nous ont mis à même de répondre à la question qui nous occupe, du moins autant que cela est possible pour le moment, et cela grâce au soin avec lequel notre collègue, M. Orth, s'est attaché à faire à ce sujet des observations aussi exactes que possible dans notre institut d'anatomie pathologique.

Parmi les 67 autopsies qui ont été faites à Gœttingue pendant les huit dernières années, d'individus morts de tuberculose des os et des articulations, et dont un grand nombre avaient d'abord subi des opérations, telles que amputations, résections, incisions d'abcès, parmi ces individus, disons-nous, *il y en a eu 14 où l'on n'a pas trouvé de foyers anciens* pouvant être considérés comme la cause de la tuberculose ostéo-articulaire. Si donc on veut admettre comme exacts les résultats fournis par l'autopsie, et considérer le nombre de nécropsies comme suffisant pour répondre à la question en jeu, on trouvera que 21 p. c. environ, c'est-à-dire un peu plus d'un cinquième des malades, étaient exempts de toute autre localisation de la maladie. L'avenir nous apprendra si l'examen d'un plus grand nombre de cas permettra de répondre d'une façon plus positive. Peut-être est-il permis d'espérer que la proportion deviendra meilleure, attendu que ce ne sont généralement pas les cas favorables, mais les mauvais cas, qui succombent et qui sont par conséquent soumis à l'autopsie.

Le nombre de cas où l'examen *post mortem* n'a révélé que l'existence du *seul foyer articulaire*, se décompose par articulations comme il suit :

Sur 30 articulations		de la hanche	5.
— 17	—	du genou	2.
— 8	—	du pied	1.
— 11 cas de tuberculose du rachis			5.
— 1 cas d'ostéopathie multiple			1.

D'après cela, il paraît éminemment vraisemblable que la grande majorité de tous les cas d'ostéo-arthrite tuberculeuse ne sont pas *primitifs mais secondaires, métastatiques*. Cette conclusion s'appuie non seulement sur le résultat des autopsies, mais aussi sur l'observation clinique.

Examinons maintenant les données fournies par l'examen cadavérique. Nous voyons que parmi les 67 cas en question, il y en a 53 (79 p. c.) où, indépendamment de l'affection ostéo-articulaire, on a trouvé des foyers anciens, et en apparence, plus anciens que les premiers. Ces foyers anciens se répartissent de la façon suivante :

22 fois dans les poumons seuls;
15 fois poumons et autres organes;
Total 37 fois des foyers pulmonaires.

12 fois dans les glandes seules;
9 fois glandes et autres organes;
Total 21 fois des affections ganglionnaires.

Le plus souvent c'étaient les glandes bronchiques (15 fois); viennent ensuite les glandes mésentériques et rétropéritonéales; les glandes des extrémités et du cou étaient le plus rarement atteintes (chiffre inconnu).

L'appareil uro-génital était atteint neuf fois, parfois seul, mais le plus souvent en même temps que les poumons.

§ 19. Dans la tuberculose secondaire, il est très facile de suivre l'évolution de la maladie dans un certain nombre de cas. Voici ce qu'on observe très souvent, notamment chez les sujets âgés. Un individu a eu une pleurésie, au cours de laquelle il a peut-être plusieurs fois craché du sang, mais la maladie s'est terminée par résolution au bout de quelque temps : toutefois le patient a beaucoup maigri, il a conservé de la toux. Pendant que s'opérait la résolution de la pleurésie, lorsque déjà le patient avait quitté le lit et se promenait, peut-être aussi après un traumatisme léger, un coup, l'articulation s'est tuméfiée, ou bien il s'est formé un gonflement, un abcès froid, à l'extrémité articulaire d'un os. C'est surtout chez les personnes d'un certain âge que dans ces circonstances il se développe une synovite tuberculeuse diffuse.

D'autres fois la métastase se produit dans un os ou dans une articulation après une tuberculose de l'appareil uro-génital. Ici, les choses se passent parfois d'une façon très caractéristique. En voici un exemple :

Une jeune fille qui, depuis deux ans, a eu à maintes reprises de l'hématurie, et de temps à autre des accès de fièvre, fut atteinte au mois de novembre 1872, de ce qui parut être un rhumatisme articulaire aigu, localisé, au bout de quelques jours, dans les deux hanches, un genou et une épaule, avec fièvre intense. Mais bientôt la fièvre prit un caractère intermittent : des exacerbations vespérales très considérables (jusqu'à 41°), souvent accompagnées de frissons, alternèrent avec des températures matinales très basses, même inférieures au type normal. Dans l'une des hanches et dans l'épaule atteintes, les phénomènes morbides finirent par se dissiper, mais l'autre articulation coxo-fémorale suppura, et lorsqu'on en pratiqua la résection, on constata qu'elle était tuberculeuse. Malgré cette opération, la fièvre persista, et bientôt, après un nouveau frisson, il se développa une douleur très vive dans la colonne lombaire, et peu à peu on vit apparaître un abcès du psoas. Enfin, environ quatre semaines après la résection, survint une tuberculose universelle, avec méningite grave et des symptômes pulmonaires, laquelle amena la mort de la patiente au mois de janvier. L'autopsie révéla une ostéite tuberculeuse de la quatrième vertèbre lombaire, une tuberculose caséeuse ancienne des reins et de la vessie, et une tuberculose diffuse récente des méninges et des poumons.

Dans ce cas, les métastases s'étaient développées évidemment à l'époque où apparut la fièvre, et celle-ci était due à la fonte purulente des tubercules de l'appareil urinaire. Parfois on observe directement la production de métastases à la suite d'un accès fébrile dépendant d'une pyélo-néphrite ou d'une cystite tuberculeuses. J'ai vu se produire un frisson urinaire intense chez un patient atteint de ces deux affections, et aussitôt après l'accès, le malade avait accusé de la douleur aux endroits où, pendant les premières semaines qui suivirent, les métastases se développèrent.

Il suffit de porter son attention sur tous ces faits, pour être le plus souvent à même de poser déjà au lit du malade le diagnostic d'une affection ostéo-articulaire secondaire. On conçoit l'importance que cette circonstance présente pour le pronostic.

§ 20. Chez les personnes porteurs d'un foyer tuberculeux caséeux dans une partie quelconque de l'organisme, il *n'est pas rare de voir l'affection secondaire se développer à la suite d'un traumatisme.* En écartant même ces cas si nombreux où l'on accuse un traumatisme léger, une chute sur le genou, un coup contre la hanche, d'être la cause de l'affection articulaire, il en existe encore un assez grand nombre qui prouvent que la tuberculose ostéo-articulaire peut être la conséquence directe d'une *lésion grave.* Mais si je m'en tiens à mon expérience personnelle, je dois dire que je n'ai jamais observé de cas où l'on fût forcé d'admettre, ainsi que cela a été affirmé si souvent, même par des chirurgiens expérimentés, — que l'arthrite tuberculeuse fût simplement la conséquence d'une fracture articulaire négligée : je crois que dans ces cas la tuberculose existait déjà dans l'un ou l'autre organe. Certes dans ces circonstances un mauvais traitement peut contribuer à l'éclosion dans l'article blessé d'une métastase venant d'un foyer préexistant. Notre manière de voir à ce sujet s'est modifiée, parce que dans une partie de ces cas, où nous supposions autrefois qu'il s'agissait d'individus tout à fait sains, nous pûmes constater après coup qu'ils avaient déjà présenté antérieurement des signes de tuberculose pulmonaire. L'an dernier nous en vîmes un cas très caractéristique :

Un jeune homme est maladif depuis quelque temps, il présente des accidents pulmonaires, et peu à peu une kyphose se développe. Il se rétablit pourtant assez bien, mais peu de temps après, il se fait une fracture malléolaire double, à un pied. Malgré un traitement approprié, le pied reste gonflé, il se forme des abcès et des fistules. Environ six mois après l'accident, on pratique la résection de l'articulation tibio-tarsienne, qui était évidemment le siége d'accidents tuberculeux. On trouve la fracture guérie, mais à cet endroit on découvre un petit foyer caséeux, et en outre, une synovite tuberculeuse des plus prononcées.

Dans ce cas donc la tuberculose s'était développée dans les os blessés par voie de métastase. Il sera toutefois difficile de décider si l'affection articulaire peut toujours être ramenée à un foyer préexistant, même dans les cas qui se présentent ordinairement dans la pratique, où il n'y a pas eu de lésion grave ayant déterminé une hémorrhagie intra-articulaire et une blessure de l'os. En présence de la fréquence de ces foyers, ainsi que nous l'avons démontré ci-dessus, il faut certainement admettre la possibilité d'un rapport causal dans ces cas. Au surplus nous ne faisons aucune difficulté pour admettre qu'une infection se produit dans un os et dans une articulation après un traumatisme, tout à fait comme dans l'ostéo-myélite aiguë, où nous ne pouvons certes pas admettre dans tous les cas l'existence d'un dépôt de matière infectieuse dans l'organisme. De même que dans cette dernière affection, nous pouvons supposer que dans un certain nombre de cas d'infection tuberculeuse, le germe qui est entré par les poumons ou le tube digestif, ne se dépose immédiatement que là où le traumatisme a créé un *locus minoris resistentiae*. Néanmoins notre manière de voir, basée sur l'hypothèse que nous venons d'émettre et appuyée sur des faits, c'est qu'il est très rarement nécessaire d'admettre ce mode de production, et *que la tuberculose traumatique est en règle générale une tuberculose métastatique*.

Nous croyons qu'après des traumatismes *graves* la tuberculose se déclare plus souvent dans *l'os*, et nous avons déjà publié dans notre travail sur la tuberculose des articulations, des cas qui prouvent qu'un grand foyer tuberculeux cunéiforme peut alors se développer dans l'os. Un homme auquel nous avions fait une résection du genou, *douze* ans après un traumatisme grave ayant donné lieu à une forte hémarthrose suivie de tumeur blanche, présentait sur la surface articulaire du condyle interne une plaque éburnée, longue de 0,03 et large de 0,02. En sciant le condyle à cet endroit, nous trouvâmes un séquestre intimement uni à l'os ambiant par des bourgeons tuberculeux. Dans des cas de ce genre ou analogues, on est forcé de se poser toujours de nouveau la question de savoir s'il n'y a pas eu une lésion de cette partie de la surface articulaire, ne fût-ce qu'une forte contusion. Mais d'autre part on ne doit pas oublier que parfois aussi un traumatisme articulaire donne naissance à une synovite tuberculeuse diffuse, sans aucun affection de l'os. A diverses reprises j'ai vu se développer précisément dans l'articulation du genou, aussitôt après un traumatisme qui avait donné lieu à tous les signes d'une hémarthrose, une tuberculose diffuse de la synoviale; la même chose s'observe aussi de temps en temps dans d'autres jointures.

§ 21. Nous avons cherché à démontrer que la tuberculose ostéo-articulaire atteint le plus facilement les personnes déjà en puissance de tuberculose; le traumatisme n'est en règle générale qu'un agent qui facilite le dépôt métastatique à l'endroit où son action s'est produite. Or, existe-t-il encore d'autres états qui prédisposent à l'éclosion de la maladie? Nous ne pourrons répondre à cette question ou en chercher la solution, qu'en tenant compte, non seulement de la réceptivité spéciale des régions qui nous occupent, mais aussi des autres localisations de la tuberculose.

La première question qui se présente est celle-ci : Existe-t-il une tuberculose héréditaire? Si nous envisageons les régions dont nous parlons, nous devons déclarer tout d'abord que nous n'avons jamais vu chez des *nouveau-nés* des affections osseuses ou articulaires se rattachant à la tuberculose.

Sans doute nous connaissons la forme sous laquelle la maladie se déclare après la naissance, parfois même chez des enfants âgés de quelques semaines seulement; mais une autre forme de tuberculose n'a pour ainsi dire jamais été observée chez les nouveau-nés, de sorte que nous sommes pour le moment en droit d'admettre que le bacille de la tuberculose ne trouve pas dans l'organisme fœtal un centre propice à son développement, même si la mère présente des foyers tuberculeux, et que la tuberculose n'est pas une maladie qui se propage chez l'homme avant la naissance, à la façon de la syphilis.

Si donc nous devons répondre négativement à la question de la transmission directe de la tuberculose par voie d'hérédité, il n'en est pas de même de cette autre question : y a-t-il des individus qui naissent avec une prédisposition bien déterminée à la tuberculose?

Depuis un grand nombre d'années, l'hypothèse d'une influence héréditaire joue un si grand rôle dans la pathologie, qu'en écartant même l'idée d'une transmission directe, on ne peut sans autre forme de procès, repousser l'hérédité dans le sens que nous venons d'indiquer. Existe-t-il une prédisposition transmise des parents aux enfants? Pour le moment il serait malaisé de démontrer cela par la statistique. Non pas que dans les commémoratifs d'un très grand nombre d'individus tuberculeux, on ne trouve la même maladie chez les parents ou les grands-parents; mais ce fait en lui-même ne prouve encore rien. Pour qu'une semblable statistique ait de la valeur, il faudrait d'abord savoir pour une localité ou une région déterminée, dans combien de familles on a observé la tuberculose chez les parents ou les grands-parents. Si l'on trouvait qu'il y a eu dans toutes ou presque toutes les familles des ascendants atteints de cette maladie, on pourrait certes accorder une certaine place à l'hérédité; mais il faudrait en outre tenir compte d'une série d'autres facteurs. En première ligne viennent les conditions matérielles de l'existence : les différents membres de la même famille respirent-ils le même air, ont-ils la même nourriture, sont-ils soumis à la même infection contenue dans l'atmosphère ou dans les aliments? Par-dessus tout il faut tenir compte de la transmission directe de la tuberculose par l'air expiré par les personnes phthisiques, source d'infection dont l'existence n'est pas encore mathématiquement démontrée, mais est néanmoins devenue extrêmement vraisemblable.

Les considérations qui précèdent ne suffisent pas cependant pour résoudre tous les problèmes se rattachant à ce qu'on entendait autrefois sous le nom d'hérédité. Il y a des familles où les enfants, sans être exposés à l'action des agents nuisibles énumérés ci-dessus, sans que des pères ou des mères phthisiques infectassent l'air de bacilles de la tuberculose, sans qu'on pût trouver dans les aliments aucune source d'infection, où ces enfants, disons-nous, se trouvent atteints de glandes tuberculeuses, d'affections ostéo-articulaires tuberculeuses, de tuberculose des poumons ou d'autres organes. Il n'est même pas rare de rencontrer des enfants atteints de ces maladies sans aucune cause apparente, qui présentent des particularités bien déterminées. Tantôt ils sont d'une conformation très délicate, ils ont la peau blanche et transparente, n'offrent qu'une faible résistance à l'action des agents morbifiques extérieurs, sont sujets aux angines et aux catarrhes, aux eczémas des paupières et même aux phlyctènes; tantôt ils sont boursouflés, lourds, les lèvres sont épaisses, de même que le nez, qui est souvent le siège d'un eczéma, et comme les premiers, ils ont souvent des catarrhes. Les deux types offrent encore ce trait commun que des inflammations périphériques, de petites crevasses à la face, de légères angines tonsillaires, déterminent des engorgements ganglionnaires qui disparaissent aussi rapidement qu'ils sont venus.

Cette singulière faiblesse des tissus, sur la nature intime de laquelle nous ne savons rien, est particulière aux enfants qu'on qualifiait de *scrofuleux*. Autrefois on donnait à la notion de la scrofulose un sens plus étendu. On considérait encore un enfant comme scrofuleux, lorsqu'il avait des engorgements ganglionnaires chroniques se terminant par caséification et suppuration, lorsque les articulations devenaient le siège d'une tumeur blanche, ou que la colonne vertébrale acquérait une déviation due à une carie. Tout cela n'a rien de commun avec la scrofulose, avec la prédisposition à la maladie; nous nous trouvons dans ces cas déjà en présence de la maladie confirmée, de la tuberculose elle-même. Que si cependant on veut encore conserver à l'avenir le mot *scrofuleux* pour désigner la prédisposition, rien ne s'y oppose. Il vaudrait toutefois mieux abandonner complètement ce terme, parce qu'on a contracté l'habitude de désigner par là toute une série de manifestations pathologiques qui ne rentrent pas dans son cadre. Il est hors de doute qu'il n'y a pas que les enfants qui soient sujets à la tuberculose, mais que les personnes adultes en sont aussi assez souvent atteintes. En règle générale il est vrai, l'homme, une fois qu'il a dépassé les années de croissance et ne vit pas de façon à favoriser l'influence de la prédisposition, acquiert avec le temps une plus grande force de résistance. Mais il reste toujours un grand nombre de cas où des individus en apparence tout à fait sains, mais appartenant à des familles prédisposées, sont tout-à-coup atteints de tuberculose, à un âge assez avancé. Dans un certain nombre de ces cas, les tissus présentent incontestablement une prédisposition analogue à celle qu'ils possèdent chez les enfants, mais il faut chercher d'autres causes lorsqu'on voit la tuberculose se manifester subitement chez un homme plus ou moins âgé, soit dans une articulation, soit dans les poumons, soit dans d'autres organes. Dans ces cas donc il n'est pas rare qu'il s'agisse du réveil d'une affection locale ancienne, datant de la première enfance, qui ressuscite après de longues années et devient la source de manifestations métastatiques. J'ai fait un assez grand nombre de résections orthopédiques, où j'ai trouvé dans un recoin ou l'autre de l'os réséqué, le foyer tuberculeux, encore parfaitement bien développé, mais enkysté, et à plusieurs reprises j'ai vu que la plaie d'opération rallumait la maladie et que l'intervention chirurgicale donnait lieu à une tuberculose rebelle. Une femme avait eu une tumeur blanche du pied à l'âge de 10 ans; à 70 ans, le membre devint si douloureux qu'on dut l'amputer. A l'intérieur de l'ancien foyer du tibia on put nettement démontrer l'existence de la tuberculose: la patiente mourut de tuberculose pulmonaire secondaire. Volkmann rapporte des faits analogues.

Bien que nous ne soyons pas d'avis que la tuberculose ne se développe que sous l'influence d'une mauvaise alimentation, nous devons d'un autre côté affirmer que la faim et la misère augmentent la prédisposition et peuvent même la faire naître lorsque les conditions matérielles sont défavorables. Mais, ainsi que nous l'avons déjà fait ressortir, la meilleure alimentation ne met pas à l'abri de la maladie. Il est incroyable combien de gens du monde et de médecins persistent aujourd'hui encore dans cette funeste erreur. Combien de fois n'entends-je pas exprimer des doutes, même par des personnes parfaitement au courant de la question, si l'affection du genou dont tel malade, gros, joufflu et en apparence plein de santé, est atteint, est bien réellement de nature tuberculeuse. La tuberculose n'a de l'influence sur la nutrition et la sanguification que lorsqu'elle attaque des organes essentiels à la nutrition ou qu'elle a déterminé de la suppuration, et surtout une suppuration septique.

Si l'on se pénètre bien de cette proposition, on comprendra aussi que la richesse, et tout ce qu'elle peut offrir, ne protège pas contre les arthropathies tuberculeuses. Ceux qui contestent la vérité de cette assertion, nous les invitons à venir faire un tour dans les cliniques chirurgicales privées modernes. Ils y trouveront l'enfant du riche souffrant des diverses formes de la tuberculose tout comme dans les cliniques publiques l'enfant du pauvre.

Il est incontestable que certaines maladies entraînent assez souvent à leur suite des affections tuberculeuses des articulations ou d'autres organes. Nous rappellerons en première ligne les diverses maladies de l'enfance, la coqueluche, la rougeole, la scarlatine; c'est surtout après les deux premières que les poumons, et à leur suite l'une ou l'autre jointure, sont assez souvent frappés. L'éclosion de la tuberculose après la scarlatine est beaucoup plus rare, mais il est certain qu'elle existe. Il est important de se rappeler ces faits pour ne pas considérer comme de nature morbilleuse ou scarlatineuse, toute arthropathie qui se déclare à la suite de ces deux maladies. Nous devons aussi signaler ici l'influence de la grossesse et de la puerpéralité. Il n'est pas du tout rare de voir naître à leur suite des affections tuberculeuses avec localisations multiples.

§ 22. Nous devons parler ici d'une autre maladie au cours de laquelle on voit parfois apparaître les affections tuberculeuses des os et des articulations, ce qui paraîtra paradoxal à ceux qui considèrent cette maladie comme une espèce morbide distincte de la tuberculose : nous voulons parler du *lupus*.

Pour le chirurgien moderne, il ne peut, suivant moi, y avoir de doute *que le lupus soit une tuberculose de la peau*. Les manifestations cliniques et anatomo-pathologiques qu'il présente, la présence des bacilles, la possibilité de déterminer la tuberculose chez les animaux au moyen d'inoculations avec du tissu de lupus, tout plaide en faveur de cette manière de voir. Celui qui, à côté du lupus facial franc, a observé des cas où une fistule d'une glande ou d'un os tuberculeux devient le point de départ d'une tuberculose qui envahit la peau, s'y répand et y produit les altérations caractéristiques du lupus, avec tendance à pénétrer dans la profondeur, celui-là, disons-nous, reconnaîtra qu'il n'existe pas de différence entre les formes légitimes et les formes tuberculeuses du lupus. La difficulté dans tous ces cas ne réside plus dans la question de l'étiologie, mais bien dans celle de savoir pourquoi l'infection reste si longtemps et si obstinément limitée à la peau. Nous croyons toutefois que l'expérience nous fournira bientôt l'explication de ce phénomène.

Mais d'abord il est à souhaiter qu'on s'entende sur le point de savoir si le lupus rentre dans la tuberculose. Toujours on vient rééditer cette vieille fable que des individus atteints de lupus n'ont pas d'engorgements ganglionnaires tuberculeux, qu'ils jouissent d'une espèce d'immunité contre la phthisie. Je serais très heureux de pouvoir confirmer cette assertion, mais malheureusement la grande majorité de tous ces patients ont des glandes tuberculeuses, et quant à moi, j'en ai vu mourir un assez grand nombre de phthisie. Seulement, il n'arrive pas souvent que ces malades meurent à l'hôpital. Les affections osseuses et articulaires du lupus ne se distinguent en rien des autres formes tuberculeuses, à moins qu'on ne veuille invoquer les altérations des doigts et des orteils, qui, il faut le reconnaître, ont une marche et des conséquences toutes particulières : elles sont dues à ce que le lupus pénètre directement de la peau dans la jointure. Mais ces maladies *secondaires* des articulations ne diffèrent en rien de celles d'origine tuberculeuse.

§ 23. Il y a déjà un certain nombre d'années, avant que Koch n'eût découvert le bacille de la tuberculose, nous avons, en nous fondant sur l'expérience clinique, émis la proposition *que la tuberculose est une maladie provoquée par des organismes inférieurs*. Or maintenant nous sommes assez heureux pour pouvoir affirmer positivement que le bacille de la tuberculose, contre l'existence duquel on n'a pu jusqu'à présent produire aucun argument sérieux, est bien la cause réelle, non seulement de la tuberculose en général, mais aussi de la tuberculose des os et des articulations. Ce fait nous dispense heureusement de toute une série de recherches à l'effet de déterminer la cause de la maladie, en nous permettant de l'attribuer uniquement à l'infection par ce champignon ou ses spores. Peut-être que bientôt on connaîtra mieux qu'à présent les conditions d'existence du bacille en dehors de l'organisme humain, et la manière dont se fait la transmission. Nous comprendrons alors probablement mieux les circonstances qui influent sur la marche de la tuberculose chez l'homme, et sur le dénouement tragique de cette maladie, c'est-à-dire : *l'infection miliaire aiguë*. A l'heure qu'il est, nous pouvons à peine faire autre chose qu'enregistrer les faits, sans rien savoir de précis sur la nature intime des phénomènes morbides dont ils découlent.

Dans l'histoire clinique de toute tuberculose d'un organe, et par suite aussi de celle des os et des articulations, il y a une question d'une importance considérable et même, au point de vue du pronostic, d'une importance capitale : c'est celle de la *durée de la maladie*. Sous ce rapport nous sommes revenus du pessimisme de nos prédécesseurs, parce que nous savons actuellement que la tuberculose locale peut guérir, et ne conduit pas nécessairement à une infection générale se terminant par la mort.

En ne considérant d'abord que les variétés locales de la maladie, qu'elles soient primitives ou métastatiques, dans le sens indiqué plus haut, on peut dire que la guérison a été observée dans toutes les formes. Il est vrai qu'elle ne s'effectue d'ordinaire qu'après la destruction de la région envahie, par la formation d'un tissu cicatriciel rétractile. Mais ce mode de guérison ne se produit pas dans tous les types de la maladie; en général on ne le rencontre que dans ceux où il existe des bourgeons fermes avec peu de tubercules, plutôt que là où il y a fonte caséeuse et suppuration. La présence de séquestres cunéiformes volumineux est un obstacle direct au travail de cicatrisation.

Il ne faut pas oublier non plus, ce que nous avons déjà signalé plus haut, que la guérison n'est pas toujours complète. Par exemple, une articulation guérit par rétraction cicatricielle des fongosités tuberculeuses; seulement, dans une partie limitée de la synoviale entourée de tissu inodulaire, ou dans l'os, au milieu d'un foyer caséeux ou d'un séquestre, un reste de la maladie persiste. *Ce petit foyer peut rester latent durant des mois et des années, et même un grand nombre d'années, pour se réveiller subitement sous l'influence d'une incitation extérieure, d'une légère lésion du genou, etc., et provoquer une maladie à marche progressive.* Ce fait a une importance extraordinaire pour la question si controversée de la *récidive*. En effet, quand la maladie réapparaît, il ne s'agit presque jamais d'une affection nouvelle, mais d'un réveil du processus primitif passé à l'état latent. En admettant la vérité de ce fait, on reconnaît implicitement qu'on ne peut rien dire de positif sur la durée de la tuberculose, d'autant plus que même dans les formes bénignes on ne peut pas exclure la possibilité de ces récidives.

Il existe pourtant une forme de tuberculose dont on peut prédire la durée approximative avec assez de certitude. Cette forme n'est pas précisément rare, et nous y reviendrons à propos du diagnostic. Nous voulons parler de cette variété qui est caractérisée par la présence de bourgeons tuberculeux assez durs, avec peu de disposition à la dégénérescence caséeuse, mais avec une grande tendance à la production d'un tissu cicatriciel rétractile. Elle se rencontre surtout chez les enfants ou les adolescents, et évolue dans l'espace de deux à trois ans.

Mais toute suppuration ne fournit pas nécessairement *ipso facto* un pronostic fâcheux ou fait prévoir une durée indéterminée. Il existe notamment de petits abcès articulaires circonscrits, avec engorgement assez dur des parties molles, après l'évacution desquels la rétraction fait des progrès encore beaucoup plus rapides qu'auparavant; parfois même de petits abcès se résorbent, ce qui est un symptôme favorable pour la marche ultérieure du processus local. Mais dans d'autres cas, surtout lorsqu'il y a des foyers osseux, il est impossible de prévoir la durée de la maladie; elle peut subsister pendant un grand nombre d'années, avec des abcès fermés ou fistuleux, qui, de leur côté, sont une menace permanente d'infection générale tuberculeuse ou d'une autre nature. Quant à cette dernière, c'est-à-dire une infection non-tuberculeuse, nous n'avons jamais pu nous convaincre que les affections parenchymateuses des grandes glandes abdominales soient une conséquence directe de la tuberculose. La dégénérescence amyloïde des reins, de même que la néphrite aiguë et sub-aiguë, — deux maladies relativement très rares dans le cours des affections tuberculeuses des os et des articulations, — se déclarent lorsque la suppuration, et surtout la suppuration aiguë, vient compliquer la situation.

La dernière et la plus grave complication qu'on ait à redouter, c'est la *tuberculose miliaire aiguë*.

§ 24. Nous n'examinerons pas ici la question de savoir si la tuberculose miliaire généralisée a sa source dans les foyers des os et des articulations ou dans ceux d'autres organes. Nous chercherons d'abord à nous rendre compte de la façon dont le processus miliaire se développe.

Nous avons toujours soutenu la thèse que les localisations tuberculeuses dans les os et les articulations sont dues à la dissémination d'une quantité plus ou moins considérable de virus, soit que ce virus ait été introduit dans l'économie par les poumons — lesquels peuvent eux-mêmes être indemnes, — ou par le tube digestif, soit qu'il émane d'un autre foyer préexistant. Si nous prenons comme l'exemple le plus frappant, le séquestre cunéiforme dans l'extrémité articulaire d'un os, nous devons forcément admettre, me paraît-il, qu'il s'agit ici de l'introduction d'un fragment de matière morbifique dans une artère de l'os. Ce bouchon tuberculeux, comme nous l'appellerons, doit avoir traversé le cœur, car ce n'est que tout à fait exceptionnellement qu'il pourrait pénétrer directement dans une artère ulcérée et parvenir ainsi dans l'une des branches terminales du vaisseau. Le cas le plus simple serait celui où il existerait une ulcération au poumon, de façon que le bouchon arrive directement dans une veine pulmonaire et de là dans le cœur gauche et dans la circulation artérielle. Dans toute autre hypothèse, soit que la propagation se fasse par le système lymphatique, soit qu'elle s'effectue par les veines périphériques, par celles qui viennent des glandes, des reins, des os et des articulations, sans l'intermédiaire des voies lymphatiques, l'agent infectieux, c'est-à-dire les bacilles de la tuberculose ou les spores, devraient traverser le système capillaire pulmonaire. Or comme il n'est pas admissible que de véritables amas de matière puissent traverser ces canalicules, il ne reste que cette autre hypothèse que, chemin faisant, un grand nombre de bacilles se réunissent en conglomérats, grossis encore par la fibrine qui vient s'y déposer dans les vaisseaux. Peut-être aussi les bacilles se fixent-ils d'abord temporairement sur l'éperon d'une artère au point de bifurcation, pour être ensuite entraînés dans le torrent circulatoire lorsqu'ils sont multipliés. Mais ceux qui n'aiment pas les hypothèses doivent, en tenant compte de tous les faits, se faire une idée approximative de la façon dont l'infection pénètre dans la circulation. Cela est d'autant plus nécessaire que ce n'est qu'ainsi qu'on peut séparer les localisations ordinaires de la tuberculose dans les organes, de l'*infection miliaire généralisée.* Il nous paraît hors de doute que cette dernière, qui est du reste assez rare, doive avoir une genèse différente de celle des foyers. On sait que dans les cas de tuberculose miliaire aiguë franche, se terminant par la mort, il existe simultanément des myriades de nodules miliaires dans les divers organes de la tête, du thorax, du ventre, dans la moelle osseuse, les articulations, etc. On a l'impression que de grandes quantités de bacilles de la tuberculose ou de leurs spores sont déversées dans la circulation, et peut-être l'explication la plus rationnelle consiste-t-elle à admettre que les spores disséminées simultanément en grand nombre dans le torrent sanguin, pénètrent partout dans les plus petits vaisseaux et se développent là où ils trouvent un terrain favorable. Notre avis, à nous, c'est que ce mode de propagation est loin d'être aussi rare que cela paraîtrait d'après les autopsies. En effet, nous ne pratiquons des autopsies que pour des cas de ce genre; les autres cas, où les spores sont en quantité moindre, où peut-être de petites quantités seulement se sont répandues dans les poumons, le foie, une articulation ou même les méninges, ceux-là guérissent, de même que les animaux auxquels nous avons inoculé la tuberculose miliaire n'ont pas tous succombé non plus. Nous croyons donc, en nous basant sur l'expérience clinique, qu'il y a des formes de tuberculose miliaire qui peuvent guérir. Mais si maintenant nous recherchons les causes spéciales qui peuvent déterminer l'éclosion de la tuberculose miliaire universelle, nous devons commencer par avouer qu'à l'heure qu'il est, il est encore fort difficile de dire dans un cas donné si une tuberculose miliaire, éclatant chez un individu atteint d'ostéite ou d'arthropathie tuberculeuse, a sa source dans ces dernières affections. Il existe des cas où cela est hors de doute, mais dans d'autres, le doute persiste; dans d'autres encore, le contraire est certain, c'est-à-dire que la tuberculose constitutionnelle émane d'un foyer siégeant dans les glandes, les poumons, les reins, etc.

Si nous nous en tenons d'abord aux faits observés à notre clinique de Gœttingue, nous devons déclarer que, heureusement pour nos patients, cette issue de la maladie est très rare. Parmi les milliers de tuberculeux qui ont passé sous nos yeux pendant ce laps de temps, nous n'avons observé qu'environ 16 cas de tuberculose miliaire aiguë se terminant par la mort pendant le séjour des patients à l'hôpital. Un point important pour la genèse de la maladie, *c'est que nous ne l'avons observée qu'après des opérations*. Il ne s'ensuit pas, à la vérité, qu'il faille absolument un acte opératoire pour déterminer l'explosion d'une tuberculose générale; car il ne faut pas oublier d'une part, que ce sont précisément les cas graves qui nécessitent l'intervention chirurgicale, et de l'autre, qu'une partie des patients non opérés ont certainement succombé hors de l'hôpital à une tuberculose aiguë. Mais quoi qu'il en soit, notre impression est que l'opération peut amener de deux façons une issue fatale.

Dans un certain nombre de cas l'évolution de la maladie générale s'opère de la même façon que si elle était le fait même de l'acte opératoire. Nous y rangeons les cas où, en l'absence de tout symptôme de tuberculose miliaire généralisée avant l'opération, la maladie se déclare endéans les trois ou quatre semaines après l'opération.

Voici quel est à peu près le type d'après lequel cette forme de la maladie évolue :

H. U..., âgé de 16 ans, subit le 22 juin la résection du genou. Il y avait plusieurs foyers osseux et une synovite tuberculeuse avec tendance à la dégénérescence caséeuse sèche. Marche tout à fait aseptique. Après 10 jours surviennent les premiers symptômes d'une tuberculose miliaire ; le patient devient somnolent, il y a paralysie faciale et perte de connaissance, fièvre et amaigrissement rapide. La mort arrive le 19 juillet, et l'autopsie révèle l'existence de nodules miliaires aigus dans les méninges, les poumons, le foie, les reins, la mœlle et le cœur ; dans la cavité thoracique, on trouve quelques glandes bronchiques caséeuses.

Dans ce cas, il peut y avoir doute si l'affection aiguë a eu son point de départ dans l'articulation ou dans les glandes caséeuses. Le caractère de la tuberculose articulaire était tel, (tuberculose diffuse, avec tendance à la caséification) que, d'après notre expérience, il fallait s'attendre à une généralisation rapide. Le cas suivant a suivi une marche analogue :

A. F..., 15 ans. Le 5 mars, résection de l'articulation coxo-fémorale atteinte de tuberculose caséeuse très molle ; le patient paraissait du reste sain sous tous les autres rapports. Suites tout à fait aseptiques. Le 19 mars apparaissent les premiers symptômes de tuberculose cérébrale : céphalalgie, vomissements, parésie faciale. Mort le 27. L'autopsie décèle la présence d'une tuberculose diffuse des poumons, du foie, des reins ; en outre, ganglions caséeux du cou et quelques foyers phthisiques ulcérés dans les poumons.

Dans le cas suivant, l'évolution de la maladie a été plus lente, bien qu'on pût considérer celle-ci manifestement comme la suite de l'opération.

H. Sch..., 8 ans, subit le 1er novembre la résection de la hanche pour une synovite tuberculose caséeuse très molle, avec altérations pathologiques considérables de la cavité cotyloïde. Presque pas de suppuration, mais vers la fin du mois de novembre, on voit se développer très lentement les symptômes d'une tuberculose méningée, et ce n'est que le 26 décembre que surviennent une paralysie faciale complète et de la perte de connaissance. La mort arrive le 8 janvier. L'autopsie révèle une tuberculose miliaire aiguë des poumons, des reins et du foie, *mais on ne trouve aucun autre foyer ancien.*

Parmi les seize cas de tuberculose aiguë généralisée que nous avons observés, cinq appartiennent au type décrit plus haut. Ils se distinguent par un caractère commun : *c'est que dans tous ces cas on avait affaire à des formes molles de tuberculose articulaire avec tendance à la métamorphose caséeuse, formes tantôt sèches, tantôt très molles, onctueuses. Chez tous ces malades, on a aussi pu observer de bonne heure un gonflement considérable des glandes lymphatiques correspondant aux parties malades.*

§ 25. Dans la description des autres cas, nous adopterons le groupement par articulations, comme offrant le plus de facilité. Or parmi les seize cas restants, nous trouvons onze affections de la hanche, quatre du pied, un du genou ; si nous en déduisons les cas aigus dont nous venons de parler (hanche : quatre cas, genou : un cas), il reste sept cas d'affections de la hanche et quatre cas d'affections tibio-tarsiennes. *Il faut remarquer l'énorme fréquence des cas d'infection après la résection de la hanche.* Nous admettons volontiers que par suite de ses rapports avec les veines et les vaisseaux lymphatiques, et par ses dimensions, cette articulation semble jouir d'une prédisposition spéciale à donner lieu à une infection générale ; mais d'un autre côté on verra que lorsque les suites de l'opération sont favorables, ces désavantages n'ont plus la même importance. Les sept cas de résection coxo-fémorale qui ont été suivis de tuberculose constitutionnelle secondaire, ont succombé tous après que la marche de la guérison eut été entravée pendant longtemps, que la plaie fût devenue septique ou du moins après que la suppuration se fût déclarée. *Depuis deux ans, c'est-à-dire depuis que nous possédons parfaitement la technique de la résection de la hanche et de l'application des bandages de la hanche, et surtout depuis que nous employons l'iodoforme, nous n'avons eu qu'un seul cas de cette tuberculose générale secondaire.* Dans tous les cas suivis de mort, la plaie d'opération était d'abord devenue purulente ou septique ; par suite, on avait dû pratiquer des pansements fréquents et faire grand usage d'agents antiseptiques. Il s'ensuit que la plaie est entretenue dans un état d'irritation continuelle, que la tuberculose y fait bientôt de nouveau son apparition, le patient dépérit de plus en plus, sa force de résistance s'évanouit, et l'on voit alors éclater l'infection générale dans cet organisme débilité. C'est surtout dans des cas de ce genre qu'on voit la tuberculose miliaire se rattacher directement à la récidive articulaire.

Le 22 mars 1878, le nommé J. S..., âgé de 37 ans, subit la résection de la hanche gauche pour une coxalgie tuberculeuse suppurée. Au commencement tout alla bien, la plaie guérit ; mais quelques semaines après, il survint de la suppuration qui prit un caractère putride malgré toute la peine que nous nous donnâmes ; toute la plaie se rouvrit peu à peu et des fongosités tuberculeuses pullulèrent sur toute la surface de la plaie. Au mois de janvier 1879, une thrombose de la veine fémorale droite se déclara tout d'un coup, et bien que le patient se remit rapidement, il accusa bientôt des douleurs thoraciques et abdominales, accompagnées de vomissements incoercibles. La mort survint au milieu de ces symptômes le 14 février.

Dans la cavité cotyloïde du côté réséqué, on trouva une infiltration tuberculeuse ; le périoste de l'os iliaque, ainsi que le tissu intermusculaire jusqu'au psoas, et dans l'épaisseur de celui-ci et du muscle iliaque, était devenu fibreux, farci de tubercules et creusé de trajets tapissés de fongosités tuberculeuses. De nombreux tubercules s'étendaient jusqu'au mésocolon, ainsi que sur la surface de l'anse iléo-cœcale et des appendices épiploïques ; il en était de même du foie, lequel était en outre adhérent au diaphragme ; il y avait également beaucoup de tubercules sur le péritoine qui tapissait la fosse iliaque gauche ; dans la cavité abdominale il y avait une quantité modérée de pus ; sur la plèvre diaphragmatique et costale il y avait beaucoup de tubercules, de même que sur la surface du poumon, le long des ramifications des vaisseaux lymphatiques. Dans la cavité pleurale droite, il y avait près d'un litre de liquide fibrino-sanguinolent ; du même côté on rencontra des tubercules dans le parenchyme pulmonaire. Dans les bronches des deux côtés, on trouva des matières stomacales acides (vomissements), qui avaient donné lieu à de nombreux foyers de pneumonie au début.

Dans ce cas, la tuberculose récidivée s'était d'abord étendue à la cavité cotyloïde (tuberculose infiltrée), et de là à la cavité abdominale (fosse iliaque, péritoine, intestin, foie), et ensuite à travers le diaphragme à la cavité pleurale et aux poumons.

Le cas suivant peut servir de type pour cette catégorie de patients chez lesquels la maladie suit la marche que nous avons indiquée plus haut.

L. J..., 7 ans ; coxalgie ancienne guérie. Résection de la hanche pour remédier à une contracture grave du membre. A l'opération, on trouve dans la cotyle un foyer en voie de guérison. La plaie guérit d'abord, à l'exception du trajet laissé par le drain ; puis elle commence à suppurer, le pus devient putride, des fongosités tuberculeuses sortent par la fistule. Après beaucoup de tentatives de faire cesser la suppuration, nous voyons survenir, après près de six mois, les signes d'une tuberculose méningée, qui aboutit rapidement à une issue fatale. L'autopsie révèle une tuberculose miliaire diffuse des méninges, des poumons, de la rate et du foie. En outre il existe un certain nombre de petits foyers tuberculeux dans les reins.

Pour résumer, nous rappellerons donc que dans cette seconde forme de tuberculose miliaire généralisée émanant de la plaie opératoire, il s'agit d'ordinaire de cas en voie de suppuration, assez souvent même de suppuration putride. Bientôt la plaie devient le siége d'une récidive, laquelle peut avoir déjà existé avant que la plaie ne prît un caractère putride. Le patient décline de plus en plus, on est forcé de renouveler fréquemment le pansement, d'où irritation de la plaie par l'action des désinfectants, et de nouvelles opérations sont nécessaires (râclage des fongosités, etc.) Toutes ces manipulations donnent très probablement lieu à l'introduction des bacilles dans les voies circulatoires et par suite à l'infection générale de l'organisme.

Le fait que l'éclosion de la tuberculose suit si souvent l'opération et que, dans un certain nombre de cas, il existe indubitablement un rapport causal entre l'opération et la maladie, nous paraît avoir une très grande importance pratique. Il est hors de doute qu'il faut tenir compte de cette circonstance, si l'on croit d'un autre côté qu'une opération, (par exemple une résection), ayant pour but d'extirper la tuberculose locale, diminue les dangers dont une tuberculose universelle menace la vie du patient. A l'heure qu'il est on ne sait pas encore si le nombre de cas où une tuberculisation générale suit l'opération, n'est pas plus grand que celui où celle-ci prévient l'infection générale.

SYMPTOMES CLINIQUES DE LA TUBERCULOSE DES OS ET DES ARTICULATIONS.

§ 26. En exposant l'anatomie pathologique, nous avons dû placer au premier plan le processus tuberculeux *des os*, d'abord parce qu'il est plus fréquent que celui des parties molles, et ensuite parce qu'on le considère d'ordinaire comme la cause de l'affection articulaire. Mais l'étude clinique exige qu'on envisage en première ligne le tableau symptomatologique si varié de l'*affection articulaire*. Il est vrai que nous verrons au cours de cette étude que les foyers des os présentent parfois un syndrôme spécial, ou que le foyer perfore l'articulation, que cette complication ne se produise pas; mais la majeure partie de tous les foyers ostéo-tuberculeux ne provoque d'autres phénomènes cliniques que ceux de l'arthrite qui en résulte.

Les maladies tuberculeuses des articulations, qui comprennent la plus grande partie de toutes les phlegmasies articulaires chroniques désignées autrefois sous les noms d'arthrite scrofuleuse, granuleuse ou fongueuse, de tumeur blanche, etc., présentent beaucoup plus de variétés que ne se le figure celui qui ne songe qu'à l'ancienne tumeur blanche avec sa forme en fuseau. Dans les chapitres précédents nous avons montré que la nature de la végétation tuberculeuse, aussi bien que les produits de l'inflammation que la tuberculose fait naître dans l'articulation, peuvent être très variables. Il suffit de se rappeler la description anatomo-pathologique que nous en avons donnée.

Il est presque impossible de tracer un tableau clinique renfermant ces diverses formes dans un même cadre. Pour pouvoir seulement arriver à donner une description pratique des symptômes cliniques, nous sommes obligé de ranger toutes les arthropathies tuberculeuses sous trois chefs, savoir :

I. L'hydarthrose tuberculeuse;

II. Le fongus tuberculeux. (Fongus articulaire, arthrite scrofuleuse ou fongueuse, tumeur blanche.)

III. L'abcès froid des articulations.

I. HYDARTHROSE TUBERCULEUSE.

§ 27. Nous commencerons par la forme relativement la plus rare et la moins connue des chirurgiens. Aux §§ 13 et 15, nous avons parlé de l'anatomie pathologique de l'hydarthrose tuberculeuse ; nous rappellerons donc seulement ici que cette maladie se présente :

1° Dans la *synovite tuberculeuse avec gonflement modéré* de la synoviale ;

2° Dans la *synovite tuberculeuse diffuse avec dégénérescence proliférante* de la séreuse. Dans ces deux formes, notamment dans la seconde, il y a généralement formation de précipités fibrineux, soit à l'état de corps libres, soit à l'état de dépôts sur les franges synoviales, lesquelles sont transformées peu à peu en grosses tumeurs polypeuses, par suite de la formation successive et de l'organisation de ces couches. (§ 13.)

3° Dans la *synovite tuberculeuse circonscrite à forme tubéreuse*, soit qu'il existe des nodosités fibreuses dures dans la couche fibreuse de la synoviale, c'est-à-dire qu'il y ait de véritables fibromes tuberculeux, soit que les tubercules avec tendance à la dégénérescence caséeuse prédominent et que les tubérosités montrent une disposition au ramollissement central et à la formation d'abcès caséeux. Comme je n'ai rencontré jusqu'à présent cette dernière forme que sur le vivant, j'ignore si elle existe jamais sans qu'il y ait en même temps des nodules miliaires disséminés dans la synoviale, au moins dans le voisinage immédiat des tubérosités. Dans les quelques cas que j'ai opérés, je n'ai pas rencontré ces nodules miliaires. (§ 15).

4° Dans la *synovite fongo-tuberculeuse diffuse*. Le gonflement mou général de la synoviale est d'habitude plus considérable dans ces cas que celui dû à l'hydropisie articulaire elle-même, et celle-ci n'a du reste, au point de vue clinique, qu'une importance secondaire.

Les symptômes locaux de cette forme d'hydropisie articulaire sont ceux de l'épanchement séreux, compliqués de ceux qui résultent des altérations, des tumeurs de la synoviale. L'exsudat n'étant qu'un phénomène secondaire et de plus, variable, tantôt augmentant, tantôt disparaissant, l'importance clinique résidera non dans cet épanchement, mais dans les formes particulières de la tuberculose articulaire qui y donnent naissance.

La forme la plus simple sous laquelle se présente cette classe d'arthropathies, se rencontre dans la synovite tuberculeuse avec peu de gonflement et de dégénérescence de la capsule articulaire. Au début de la maladie on ne peut constater que les signes de l'épanchement. Cet épanchement se distingue par le fait que les moyens ordinaires (compression, ponction), ne réussissent pas à le faire disparaître ou qu'il ne disparaît que pour revenir peu de temps après. Si l'on examine l'articulation après la résorption de l'exsudat, ou que la jointure n'est pas fortement distendue, on est toujours frappé par *un certain degré de tuméfaction de la synoviale* constatable au palper. C'est surtout au genou, où ces processus se rencontrent le plus fréquemment, que la synoviale du cul-de-sac supérieur et ses insertions latérales aux os, se présentent sous forme d'un bourrelet plus ou moins dur, roulant sous le doigt. Cette forme de la maladie est encore si peu décrite, et ajouterai-je, si peu connue au point de vue clinique, qu'il sera utile d'en citer des exemples.

1. Le 13 février 1882 on admet à l'hôpital un maçon bien portant et vigoureux. Il dit qu'il y a un an il a éprouvé de fortes douleurs au genou droit, sans cause extérieure. Le genou gonfla et les douleurs augmentèrent. La compression amena une diminution de la tuméfaction, mais sans la faire disparaître complètement; il y eut ainsi des alternatives, et le malade fut pendant assez longtemps incapable de travailler. Les parents, au dire du patient, n'avaient pas eu de maladie chronique, et ce dernier ne présentait lui-même ni engorgement ganglionnaire, ni affection pulmonaire ou rénale.

Au moment de l'admission à la clinique, le genou droit était atteint d'une hydropisie modérée, avec intumescence de la synoviale et latéralement, une douleur vive au niveau de l'interligne articulaire. Il n'y avait pas de contracture, et l'on pouvait étendre le membre complètement, bien que cela occasionnât de la douleur, mais la flexion était incomplète.

Toutes les autres tentatives de guérir le mal n'ayant abouti à aucun résultat, on incisa la jointure. De chaque côté et jusqu'au-delà de la rotule, on fit une incision de six centimètres (après application préalable de la bande élastique). Après l'écoulement de la synovie, laquelle était légèrement trouble, on aperçut la synoviale, qui avait trois fois son épaisseur normale et offrait un aspect lardacé particulier. Sur une coupe, on aperçut quelques petites taches d'un blanc grisâtre. De chaque côté on excisa aux endroits les plus épaissis, des bandelettes de la largeur du doigt, et l'examen microscopique y révéla un grand nombre de tubercules bien distincts, avec des cellules épithéléïodes et des cellules géantes, au milieu d'un tissu modérément enflammé.

L'articulation fut lavée énergiquement avec une solution d'acide phénique à 5 %, ensuite toute la synoviale accessible fut frottée avec de l'iodoforme et l'articulation fut drainée. Quatre semaines après, le patient quitta l'hôpital avec une articulation dégonflée et mobile.

Le 15 juillet 1883, c'est-à-dire près d'un an et demi après l'opération, le patient nous écrivit ce qui suit, en réponse à une demande de renseignements de notre part :

« Je vous fais savoir que mon genou va très bien, il est guéri et mobile, de façon que je peux presque le fléchir à angle droit. Je sens qu'il s'améliore de jour en jour. J'ai repris depuis juste un an mon métier de maçon (1). »

Voici un autre cas qui lui ressemble sous beaucoup de rapports.

2. Le 26 mai 1883 on admet à la clinique un menuisier, âgé de 31 ans, paraissant jouir d'une bonne santé ; pas d'antécédents héréditaires, ni de signes de tuberculose.

Depuis deux ans le patient souffre du genou droit; dans ces derniers temps, le membre est devenu si douloureux que le patient ne peut plus excercer son métier. L'articulation est tuméfiée et d'une sensibilité exquise ; elle se trouve dans l'extension, on peut la fléchir, mais ce mouvement cause de vives douleurs.

A l'inspection on trouve un épanchement considérable. En outre, après la ponction qui donne issue à une synovie floconneuse, on constate un gonflement notable de la capsule, et, surtout sur le côté externe, un épaississement tel qu'il constitue presque une tumeur.

Le 31 on fait sur le côté correspondant de la rotule et vers le haut, une incision longue d'environ huit centimètres ; il s'écoule une grande quantité de synovie trouble avec beaucoup de grains riziformes. La synoviale est fortement épaissie, la surface en est tomenteuse, la couche fibreuse lardacée. Toute la membrane est parsemée de petits nodules. Une incision semblable, faite au côté interne, révèle le même état de choses. On excise de chaque côté une portion aussi grande que possible de la synoviale ; on fait un lavage avec une solution concentrée d'acide phénique, et l'on frotte et saupoudre la synoviale, aussi loin que possible, avec de l'iodoforme ; ensuite, drainage.

Au bout de quatre semaines, le patient retourne chez lui, l'articulation est dégonflée et peu sensible.

Il se représente au mois de novembre ; l'articulation n'est plus gonflée, et elle est mobile. Depuis plusieurs mois, le patient a repris ses occupations.

Ces deux cas offrent beaucoup de points de ressemblance. Dans tous les deux, il s'agit d'une synovite tuberculeuse diffuse de longue durée, avec hydropisie intermittente ; il n'y a pas de tuméfaction considérable ; dans l'un des cas, il y a de nombreux grains riziformes.

Le traitement (incision suivie d'excision de portions de la synoviale, lavage phéniqué, iodoforme) a amené dans le premier cas une guérison ou du moins une répression des symptômes ; cette amélioration dure, dans le premier cas, depuis un an et demi, dans le second, depuis plus de six mois.

(1) Il résulte d'un examen fait récemment (février 1884), qu'il y a de nouveau un épanchement modéré dans l'articulation, laquelle fonctionne du reste très bien.

On pourrait objecter que chez ces deux malades il ne s'agit pas de tuberculose véritable. Dans le premier cas, les bacilles n'avaient pas encore été trouvés par Koch, dans le second, on ne les avait pas cherchés. Mais tout le tableau anatomo-pathologique que présentait la maladie était si caractéristique, que, suivant moi, il ne peut y avoir de doute au sujet du diagnostic.

Le cas suivant prouvera d'une manière plus frappante encore la possibilité de la guérison. Il se distingue des deux premiers par une tuméfaction plus considérable de l'article, avec un épanchement moindre; il forme la transition vers ceux où l'on rencontre un gonflement local de la synoviale avec tuberculose diffuse.

3. M. K. G., employé de la poste, entre à l'hôpital le 1er août 1882. Depuis un an environ, le patient se plaignait de douleurs au genou droit, douleurs exaspérées par la marche. L'articulation s'était gonflée peu à peu, surtout pendant le printemps écoulé, époque à laquelle une hydropisie articulaire serait survenue et aurait été guérie au moyen de vésicatoires. En même temps, et après que le malade aurait déjà toussé depuis longtemps, il se serait déclaré une pleurésie d'un caractère suspect, de sorte que le médecin prescrivit une cure à Lippspringe.

Lorsque le patient, qui était dans un état de grande faiblesse, fut admis à l'hôpital, le genou droit était très gonflé et contenait une petite quantité de liquide. Il y avait surtout un point qui était fort douloureux; il était situé au côté interne de la jointure, au niveau de l'interligne articulaire, et l'on croyait sentir en cet endroit le ménisque faire saillie hors de l'articulation. Malgré d'assez vives douleurs, les mouvements étaient assez libres.

Il y avait en outre matité et catarrhe du sommet du poumon gauche.

On fit au côté interne une incision tombant sur le corps douloureux qui gênait la marche. Ce corps ressemblait à un pli allongé de la capsule, d'un aspect ferme et lardacé, et farci de tubercules. Un pli semblable, plus ferme encore, était situé dans la capsule sur le condyle interne du tibia. On retira de la cavité articulaire une quantité modérée de liquide; toute la synoviale paraissait épaissie et au-dessous on voyait des nodules gris. Une autre incision fut faite sur le côté externe, et là aussi on excisa une portion de la capsule fortement dégénérée.

Toutes les parties excisées contenaient une masse de tubercules avec des cellules épithélioïdes et des cellules géantes.

L'articulation fut lavée avec une solution d'acide phénique et drainée, et le patient quitta l'hôpital en ne conservant qu'un léger gonflement.

Je le revis dans les premiers jours du mois de décembre 1883. De frêle qu'il avait été, il était devenu fort et bien portant. Le genou, sauf une très légère gêne dans la flexion complète, était absolument sain, pas de douleur, *pas de trace de gonflement.*

Ce dernier cas, ainsi que nous l'avons dit, forme la transition vers ceux où l'hydropisie et la tuberculose sont accompagnées d'un gonflement général particulier de la capsule. Nous rapporterons succinctement un exemple de ce genre, où l'examen anatomo-pathologique a fourni des résultats très intéressants.

4. M. X., 34 ans, a un gonflement du genou gauche, survenu après un traumatisme. Il y a environ un an et demi, le patient était tombé sur le genou et il s'était produit un épanchement sanguin modéré; au printemps précédent, il avait eu une légère affection du sommet du poumon gauche. Ce n'est que quinze jours après l'accident que la douleur et l'épanchement augmentèrent : on appliqua un appareil plâtré et un traitement externe.

Lors de l'admission on constata dans le genou la présence d'une assez grande quantité de liquide. Le patient fit observer qu'on pouvait faire glisser sous le doigt quelques corps mous, plus ou moins volumineux, surtout un d'assez grande dimension qui se trouvait du côté interne, mais ce déplacement n'était pas assez considérable pour qu'on pût considérer ces corps comme tout à fait mobiles. Un crépitement particulier, qu'on percevait en palpant l'articulation, semblait au contraire indiquer qu'il s'agissait de tumeurs adhérant à la capsule : c'étaient probablement des coagulums de fibrine. L'extension et une flexion assez complète pouvaient être pratiquées.

Le 27 novembre on fit du côté interne une incision de 0,08; aussitôt un corps mou, rouge, pédiculé, de la grosseur d'une petite prune, se présenta; il était adhérent à la synoviale, et cette dernière était fortement dégénérée jusqu'au bord de la rotule. Là où elle ne présentait pas d'excroissances, elle était d'un rouge foncé, et sous la couche épithéliale on voyait par transparance quantité de nodules gris. Mais indépendemment de cet épaississement, on voyait la séreuse couverte dans une grande étendue d'éminences rouges, serrées les unes contre les autres, à pédicule court, quelques-unes à pédicule long, la plupart de la grosseur d'une tête d'épingle jusqu'à celle d'un pois, plusieurs même du volume d'une fève. La plupart étaient rougeâtres et recouvertes de l'épithélium de la synoviale. Quelques-uns avaient le sommet blanc; sur une coupe on constata que ce revêtement était dû à des précipités fibrineux qui s'étaient déposés couche par couche comme des écailles et s'étaient organisés successivement. A ces endroits la surface de la synoviale ressemblait tout à fait à ce qu'on trouve dans certains cas d'arthrite déformante. Une incision faite au côté externe montra des altérations semblables, bien que moins prononcées. De chaque coté, surtout à la face

Fig. 10.

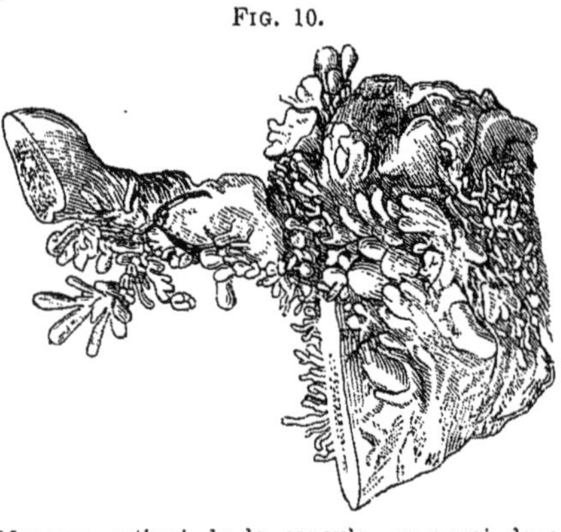

Morceau extirpé de la capsule, conservé dans l'alcool. (V. fig. 9, § 15.)

interne, on excisa les grosses tumeurs et les portions les plus dégénérées de la synoviale. Pendant l'opération, de nombreux coagulums de fibrine avaient été évacués.

On sutura ensuite la plus grande partie des plaies, on lava l'articulation avec une forte solution d'acide phénique, on saupoudra avec de l'iodoforme et l'on introduisit des drains.

L'opéré quitta l'hôpital au bout d'environ cinq semaines; l'articulation était guérie, dégonflée et jouissait d'une mobilité modérée. Aujourd'hui, plusieurs mois après son départ de l'hôpital, l'articulation est indolente et sans le moindre gonflement.

L'examen microscopique de la synoviale révéla la présence d'un très grand nombre de tubercules synoviaux typiques. Ce sont surtout les tubercules qui se trouvent tout près et presque dans les dépôts de fibrine, qui sont intéressants.

J'en ai reproduit le dessin plus haut (fig. 6, § 8), parce que ces *nodules à cellules rondes* avec une épaisse capsule, sont caractéristiques pour la formation des tubercules dans la fibrine (membrane pyogénique) et les couches les plus récentes du tissu conjonctif.

A cette occasion, nous dirons quelques mots de la nature de l'hydropisie articulaire fibrineuse en général. Nous nous sommes de plus en plus rallié à la manière de voir de Riedel que, en règle générale, les grains riziformes et d'autres produits de coagulation de la fibrine, doivent être considérés comme des manifestations d'une inflammation tuberculeuse chronique. En examinant les nombreux cas d'hydarthrose fibrineuse observés depuis que nous dirigeons une clinique chirurgicale, nous en trouverons à peine un seul où la tuberculose articulaire puisse être exclue d'une manière absolue. Dans la plupart on a pu en démontrer le caractère tuberculeux, immédiatement ou par la suite.

C'est ce qui a eu lieu dans le cas suivant, où il s'est développé une synovite tuberculeuse tubéreuse diffuse, dont l'éclosion a été beaucoup favorisée par la présence de la fibrine.

5. C. B., cultivateur, 18 ans, ayant les apparences de la santé, était atteint depuis deux ans d'une inflammation douloureuse du genou droit. Dans les derniers temps il s'était développé une hydarthrose considérable; sur le condyle externe il y avait une tumeur plate, d'un diamètre de 3-4 centimètres.

L'incision de l'articulation donna issue à quelques gros corps riziformes et à de la synovie légèrement trouble. La tumeur, qui fut excisée en même temps que la capsule, était un fibrome tuberculeux d'origine inflammatoire, émané du tissu fibreux. Après cette opération le genou dégonfla, les douleurs disparurent. Pendant près d'un an les symptômes subjectifs furent très peu prononcés, mais en même temps de nouvelles tumeurs se formèrent peu à peu. Ce n'est qu'environ deux ans après l'opération que des douleurs plus fortes se déclarèrent après une légère entorse du genou, et que le patient revint à l'hôpital.

L'examen fit constater un épanchement modéré; la synoviale était fort gonflée; il y avait un assez grand nombre de nodosités mobiles qui, quand on les déplaçait, produisaient de la crépitation. Le genou était dans l'extension et mobile.

On ouvrit l'articulation au moyen de la section transversale de la rotule, mais il fallut y ajouter deux incisions longitudinales latérales, pour mettre à nu toute la synoviale dégénérée. On trouva de nouveau des grains riziformes dans l'articulation, la synoviale était rouge, parsemée d'un très grand nombre de grosses saillies fibrineuses, dont une partie étaient frangiformes; des formations analogues venaient de la profondeur, passant entre les ligaments croisés; les cartilages étaient intacts.

J'essayai d'extirper la synoviale malade en ménageant les os (v. fig. 9, § 15). Les parties de la séreuse situées à la face postérieure de la jointure ne purent naturellement pas être enlevées. Dans la synoviale on trouva un très grand nombre de tubercules typiques.

Malgré une marche aseptique de la plaie, les fistules ne se fermèrent point. Trois mois après l'opération, il se développa un volumineux abcès du mollet qui nécessita l'amputation. On put constater alors que la synoviale de la face postérieure de l'articulation était aussi dégénérée que la partie extirpée, le cartilage du fémur et du tibia était résorbé en plusieurs points et remplacé par des bourgeons. Le patient n'eut pas de récidive.

Dans ces derniers temps nous avons eu un autre cas tout à fait identique, où nous avons ouvert l'articulation et enlevé les nodosités avec la fibrine qui y adhérait; ce patient put également quitter l'hôpital avec une articulation mobile et dégonflée.

Dans les cas dont il vient d'être question, il s'agissait d'un épanchement articulaire avec production diffuse de tubérosités; mais il en existe d'autres où le fibrome tuberculeux de la synoviale se localise dans une partie déterminée de la séreuse.

Nous rappellerons d'abord brièvement un cas déjà rapporté par Riedel.

6. Un homme de 36 ans, vigoureux, était tombé au mois de décembre 1877 sur le genou droit; il n'y eut d'abord pas de gonflement. Au mois de février 1878 il se développa un épanchement qu'on fit disparaître au moyen de la compression. Déjà à cette époque on put sentir dans la partie supérieure de l'articulation une petite tumeur mobile, qui ne s'accrut que lentement. Au mois de janvier 1879, le patient, en descendant l'escalier, se foula le genou et l'épanchement se reproduisit, accompagné d'une recrudescence des symptômes.

Au mois de mars 1879 on constata une hydarthrose légère et une tumeur de la grosseur d'un œuf de pigeon, siégeant au sommet du cul-de-sac supérieur et pouvant être déplacée avec facilité d'un côté à l'autre sous le tendon du triceps. On mit le néoplasme à nu au moyen de deux longues incisions latérales : on trouva une tumeur longue de 5 centimètres, large de 3, et épaisse de 1 centimètre, fortement adhérente au triceps, faisant saillie dans l'articulation comme un champignon et recouverte d'une synoviale en apparence saine. Cette tumeur était remarquable par le grand nombre de vaisseaux à parois épaissies et par la grande masse de tubercules typiques au milieu d'un tissu conjonctif jeune, qui remplissait les mailles formées par les vaisseaux. La séparation de la tumeur avec le tendon du triceps fut très difficile, mais elle réussit; la guérison eut lieu sans encombre. La mobilité et les fonctions du membre se rétablirent bientôt et jusqu'à l'heure qu'il est (c'est-à-dire depuis cinq ans), cet état s'est maintenu et l'articulation a repris sa forme normale. Le patient a pu reprendre ses fonctions d'officier.

Ce cas nous semblait présenter un intérêt particulier parce que la guérison persiste depuis cinq ans. Mais nous nous empresserons d'ajouter que nous avons fait toute une série d'opérations semblables, qui ne se sont pas terminées aussi favorablement, où il y a eu récidive, suivie dans la plupart des cas de l'extension du processus à toute l'articulation.

Nous citerons un dernier cas, qui peut en quelque sorte servir de type de tout un groupe d'affections diffuses semblables de la synoviale avec épanchement, se terminant, non par la guérison, mais par la propagation de la tuberculose.

7. Une fille de 18 ans, vigoureuse, s'était fait une entorse du genou environ six mois auparavant. Il y a quatre semaines, le genou, qui était déjà douloureux, se gonfla. Arrivée à l'hôpital, la malade fut guérie de l'épanchement au bout de peu de jours.

Environ un an après la patiente se présenta de nouveau. L'articulation n'était jamais revenue à son état normal, et depuis quelques semaines l'épanchement s'était reproduit. Il disparut par le traitement ordinaire, mais reparut aussitôt que la patiente faisait des mouvements; bientôt un bruit de crépitement se déclara dans la jointure.

Une incision fut faite et l'on évacua de gros corps fibrineux à surface lisse; la synoviale était gonflée et d'un rouge-bleuâtre. Malgré une injection d'acide phénique il se déclara un érysipèle, des bourgeons flasques apparurent à travers les incisions et des fistules articulaires s'établirent. Cet état de choses se compliqua bientôt de suppuration et de fusées purulentes, et environ six mois après la patiente mourut atteinte d'une diarrhée incoërcible, à laquelle une pneumonie était venue s'ajouter pendant les derniers jours.

A l'autopsie, on trouva une pneumonie et une néphrite hémorragique comme causes de la mort. L'utérus et les trompes de Fallope étaient tuberculeux. *La synoviale tout entière était atteinte d'une tuberculose à fongosités molles.*

Enfin il existe encore, ainsi que nous l'avons déjà dit plus haut (cas n° 4), des affections articulaires avec épanchement, où il s'agit simplement de la forme ordinaire de la synovite tuberculeuse à forme fongueuse. Mais dans ces cas, c'est le gonflement mou diffus de la séreuse qui domine la situation.

§ 28. En abordant l'examen de ce groupe d'arthropathies, nous ne nous occuperons pas de cette dernière affection, de la synovite fongueuse diffuse générale; car dans ce type, l'épanchement ne figure que comme symptôme accidentel, et l'histoire clinique de la maladie se rattache à celle du fongus articulaire en général. Par contre, les autres formes dont nous avons rapporté des exemples, ont toutes ce caractère commun *que le ramollissement fongueux diffus de la synoviale fait défaut pendant longtemps*. La séreuse conserve les caractères du tissu fibreux, bien qu'atteinte d'inflammation chronique. Nous ajouterons cependant que par la suite la couche fibreuse de la synoviale peut subir cette dégénérescence, et qu'alors la maladie ne se distingue plus pratiquement de la forme fongueuse molle.

L'étiologie des formes qui nous occupent ne se distingue pas de l'étiologie de la tuberculose articulaire en général. Tantôt il n'existe aucune cause extérieure, tantôt, comme dans les observations 4 et 6, il y a eu traumatisme. Dans l'observation n° 3, il y a eu d'autres manifestations de la tuberculose (tuberculose pulmonaire); chez le malade n° 4, on en soupçonnait l'existence. Dans tous ces cas, l'évolution a été lente et se distinguait par le fait que les mouvements du membre étaient restés assez longtemps libres; du reste l'incision a toujours fait constater que les extrémités articulaires étaient intactes et revêtues de cartilage normal. L'épanchement se faisait toujours remarquer par sa grande richesse en fibrine, et une bonne partie des tumeurs devaient leur existence à ce que de nouvelles couches de fibrine, qui s'organisaient ensuite, venaient se déposer successivement sur des villosités synoviales, de nature pathologique. Dans d'autres cas il se forme des corps fibrineux de grosseur variable et plus ou moins lisses. Toutes ces circonstances exercent leur influence sur le diagnostic et contribuent naturellement à produire des combinaisons réellement protéiformes. Tantôt on croit n'avoir affaire qu'à un épanchement ordinaire et ce n'est que sa reproduction rapide après qu'on l'a fait disparaître, qui fait naître le soupçon qu'il s'agit d'une hydarthrose tuberculeuse; tantôt un crépitement particulier indique l'existence d'un épanchement fibrineux. Mais dans les deux cas, l'épaississement de la synoviale ne tarde pas longtemps à se montrer, et l'articulation s'éloigne de plus en plus d'une articulation normale, tant sous le rapport de la forme que sous le rapport de la palpation. Les cas les plus faciles à diagnostiquer sont ceux où il existe des nodosités isolées. Quand ces dernières sont mobiles, il s'agit de les distinguer de corps cartilagineux, mais comme la plupart ont un pédicule court, on évite facilement une erreur de diagnostic. Il ne reste plus alors que la confusion avec des tumeurs articulaires: il m'est arrivé à moi-même de commettre cette erreur dans un cas de sarcome de la synoviale et dans un cas de lipome sous-séreux. Ces derniers cas sont tellement rares que le danger d'une erreur de diagnostic n'est pas bien grand et, au point de vue pratique, n'a pas grande importance, le traitement étant le même dans les deux cas. Une autre affection dont le diagnostic, dès qu'on l'a vue une seule fois, est beaucoup plus simple, ce sont les tumeurs diffuses de la synoviale. Quand on a retiré le liquide, on constate à la vue et à la palpation, que la séreuse présente une tuméfaction inégale; dans les cas où la maladie est très marquée, on trouve de véritables collines séparées par des vallées. La fièvre n'existe pas chez les patients atteints d'hydarthrose tuberculeuse.

A en juger d'après quelques cas que nous n'avons vus que dans ces derniers temps, cette forme d'arthropathie paraît pouvoir se transformer peu à peu dans la forme fongueuse. Quant à la guérison spontanée, nous ignorons si elle se produit, mais nous serions disposé à le croire. Bien des cas d'hydropisie chronique avec gonflement de la capsule, qui guérissent après avoir été traités par la compression, le badigeonnage avec la teinture d'iode, les vésicatoires, doivent être considérés comme rentrant dans le cadre de cette maladie. Cette opinion nous semble d'autant plus justifiée qu'un certain nombre de cas de ce genre peuvent guérir par un traitement chirurgical peu actif et insuffisant d'après notre manière de voir ordinaire sur la curabilité des phlegmasies.

On conçoit aisément que des cas semblables à celui rapporté au n° 6, où il s'agit d'une tumeur circonscrite de la synoviale, puissent guérir après l'extirpation du néoplasme, si le reste du sac synovial est sain. Nous avons vu guérir un autre malade du même genre, tandis que chez plusieurs autres on a observé après l'intervention chirurgicale, une récidive et une extension du processus morbide. Ce qui a lieu de nous surprendre davantage, c'est que des cas de tuberculose diffuse de la synoviale puissent guérir rapidement après des incisions et l'excision de portions de la séreuse, suivies d'irrigations phéniquées et de l'application d'iodoforme, comme chez les malades n°s 1 et 2. Mais ce qu'il y a de plus étonnant c'est que la guérison puisse se faire lorsqu'il existe des tumeurs de la synoviale dont l'extirpation totale est tout aussi impossible que celle de toute la synoviale dégénérée elle-même, et cela chez un individu fort affaibli (n° 3). Du reste, pour prouver que ce mode de terminaison n'est pas la règle, surtout lorsqu'il existe des tumeurs volumineuses, nous avons rapporté le cas n° 5. Précisément dans ces derniers temps nous avons encore opéré plusieurs cas de ce genre, en enlevant aussi complètement que possible la synoviale dégénérée et les nodosités fibro-fibrineuses qui s'y trouvaient. Quant au résultat final on ne peut encore rien en dire (1).

§ 29. Toutefois d'après tout ce que nous avons dit ci-dessus, nous devons admettre que l'hydarthrose tuberculeuse, traitée localement, offre d'assez grandes chances de guérison. Nous la considérons comme une portion d'une tuberculose disséminée, et l'on sait que dans ces cas il n'y pas de tendance à une inflammation destructrice très active des tissus atteints, et c'est grâce à cette circonstance que la guérison s'opère plus facilement que dans l'autre forme, où il survient immédiatement une désorganisation inflammatoire de l'articulation.

C'est pour ce motif que nous séparerons le traitement de cette forme de tuberculose articulaire au début de celui de l'inflammation ostéo-articulaire en général. Une fois que la maladie est entrée dans la phase de dégénérescence fongueuse de la synoviale, le traitement se confond naturellement avec la thérapeutique de ces affections en général.

Après beaucoup d'essais, voici la pratique que nous avons finalement adoptée.

Lorsque le diagnostic est bien établi, nous ne perdons pas notre temps à essayer des moyens qui ne permettent pas de faire agir sur le sac synovial, avec toute l'énergie nécessaire, les remèdes dont nous avons déjà éprouvé l'efficacité ; en d'autres termes, nous avons renoncé à l'emploi de la ponction et de l'injection d'acide phénique ou d'autres médicaments semblables dans la cavité articulaire. Dans beaucoup de cas ce mode de traitement n'est du reste pas applicable, parce que la quantité de liquide articulaire est très faible et qu'il existe de gros

(1) Cette maladie de l'articulation a beaucoup d'analogie avec la tuberculose péritonéale diffuse, que nous avons décrite dernièrement dans le *Centralblatt für Chirurgie*, 1884, n° 6.

coagulums de fibrine ou des tumeurs. Nous préférons de beaucoup d'inciser largement l'article. Ce n'est qu'ainsi qu'il est possible de bien asseoir son diagnostic, d'enlever les parties malades, du moins celles qui sont le plus dégénérées, et de mettre les topiques employés en contact avec toute la surface de la synoviale.

Pour arriver à un diagnostic exact des cas de ce genre, nous avons dû avoir recours à l'anémie locale au moyen de l'appareil d'Esmarch; nous croyons de même qu'on ne peut réussir à enlever les parties les plus malades de la séreuse avec tout le calme et la précision nécessaires, que si le champ opératoire n'est pas inondé de sang.

Nous décrirons l'opération telle que nous l'avons maintenant pratiquée dans un assez grand nombre de cas d'affections du genou, qui est de toutes les articulations celle où ce type d'arthropathie se rencontre le plus souvent, celle qui convient le mieux pour ce genre d'opération.

En règle générale, le meilleur procédé pour ouvrir l'articulation consiste à faire deux grandes incisions latérales, correspondant à peu près aux points de réflexion de la synoviale. Elles commencent sur les épicondyles, à environ trois centimètres en arrière de la rotule, d'où l'on peut les prolonger au besoin jusqu'au tibia; elles sont d'abord parallèles à la rotule et décrivent ensuite une courbe à concavité antérieure, suivant la saillie formée par le repli de la synoviale tuméfiée.

D'ordinaire des incisions de 6-8 centimètres suffisent, mais j'ai déjà dû en faire de 10-12. Parfois une seule grande incision d'un côté, et une petite de l'autre, suffisent. Je fais toujours d'abord l'incision du côté de la plus grande tuméfaction. La première incision faite, le liquide s'épanche à l'extérieur, et les corps fibrineux sont entraînés en même temps; s'il existe des tumeurs, elles se présentent presque toujours immédiatement entre les lèvres de la plaie, qui doivent être écartées avec des rétracteurs. Maintenant on s'assure d'abord si le diagnostic est exact. Le plus souvent on voit déjà les tubercules par transparence à travers la couche superficielle de la synoviale, ou bien on les aperçoit sur la surface de section de la couche fibrineuse de la synoviale. D'autres fois la synoviale paraît tuméfiée, comme du velours rouge, mais cet état, grâce à l'anémie artificielle établie, n'est naturellement pas aussi apparent. Dans tous les cas nous excisons une bandelette de tissu synovial pour l'examiner. Il ne faut du reste pas craindre d'enlever des portions assez grandes de la séreuse. Nous avons déjà excisé des segments du cul-de-sac supérieur équivalant presque à la paume de la main, sans qu'il en soit résulté aucun effet fâcheux pour la position de l'articulation. Du reste cette pratique n'a de raison d'être que si indépendamment des tubercules, la synoviale présente d'autres signes d'une dégénérescence avancée, telles que l'aspect villeux, une tuméfaction plus ou moins considérable, etc. Si la portion malade est trop grande, nous nous contentons d'attaquer énergiquement le sac synovial des deux côtés avec une grande curette, ou avec les ciseaux de Cooper et des pinces ; des tumeurs isolées sont également excisées.

Cela fait, on applique les topiques à l'intérieur de la jointure. (Toutes ces manipulations se font naturellement avec les précautions antiseptiques les plus rigoureuses).

On fait un lavage énergique de toute l'articulation avec une solution phéniquée à 5 pour 100, on éponge et l'on frotte toute la partie accessible de la cavité avec de l'iodoforme ; celles qu'on ne peut pas atteindre sont saupoudrées avec le même médicament.

Tout cela terminé, nous ne nous préoccupons plus de l'hémorragie. Avant d'enlever la bande ou le tuyau élastique, nous suturons les incisions latérales, nous plaçons de gros drains dans les angles des plaies, et souvent nous faisons encore un peu plus en arrière, au niveau de l'interligne articulaire, de chaque côté, une boutonnière pour un drain destiné aux parties profondes de l'article. Nous appliquons ensuite un grand pansement de Lister, avec une couche épaisse de gâteaux de gaze chiffonnée, sans exercer une forte compression, et ce n'est qu'alors que nous enlevons le lien constricteur, en tenant le membre dans l'élévation verticale. On fixe l'extrémité sur une longue attelle de Volkmann, et on la laisse dans l'élévation pendant les premières 24 heures. Si l'on a quelques craintes, on lève le pansement au bout de ce temps. Quant à nous, nous le laissons généralement plus longtemps : nous n'enlevons ce premier pansement (ou éventuellement le second), qu'au bout d'une huitaine de jours, pour retirer les drains. Jamais nous n'avons trouvé d'autre liquide que du sang caillé. Après quinze jours ou trois semaines on enlève les dernières sutures, et dès que tous les trajets sont cicatrisés, on remplace le pansement de Lister par un léger pansement ouaté, qui permet de faire des mouvements modérés. Dans tous les cas où il n'y a pas eu de suppuration, les articulations sont restées mobiles.

II. — ARTHRITE TUBERCULEUSE FONGUEUSE.

(*Fongus articulaire, tumeur blanche, arthrite fongueuse, etc.*)

§ 30. C'est la forme la plus fréquente de l'ostéo-arthrite tuberculeuse et, nous hâterons-nous d'ajouter, des arthrites en général.

Depuis nombre d'années nous considérons la tuberculose comme la cause de l'ancienne tumeur blanche. Eh bien ! souvent on nous a fait, directement ou indirectement, le reproche qu'outre cette étiologie de l'arthrite il en existe une autre, et que nous voulons affubler d'une même étiquette toutes les formes à marche chronique. Cela ne nous est jamais venu à l'esprit. Nous savons tout aussi bien que ces auteurs que beaucoup d'autres maladies infectieuses, telles que le typhus, la scarlatine, la rougeole et par-dessus tout l'ostéomyélite épiphysaire aiguë, la syphilis, etc., peuvent déterminer une arthropathie chronique avec un cortège de symptômes semblables à ceux de l'arthrite fongueuse. Mais nous sommes d'avis que le chirurgien expérimenté peut presque toujours poser un diagnostic différentiel exact et que toutes ces causes réunies déterminent si rarement des phlegmasies articulaires, comparativement à la tuberculose seule, qu'un chirurgien occupé rencontrera cent cas de tumeurs blanches tuberculeuses avant d'en voir un seul dû à l'une des autres causes énumérées ci-dessus. Constatons toutefois que la seule maladie qui puisse, proportion gardée, donner le plus souvent lieu à un diagnostic différentiel : l'*ostéite en foyers des épiphyses*, où l'articulation est envahie secondairement, présente un ensemble de symptômes cliniques qu'il serait parfois difficile ou même impossible de distinguer de celui de l'ostéite tuberculeuse chronique avec arthrite tuberculeuse consécutive. Dans ces cas, on ne peut arriver à la vérité qu'en pesant soigneusement tous les faits tirés des commémoratifs, et en tenant compte du début fébrile de la maladie (1). Souvent on ne parvient à lever les derniers doutes qu'au moment même de l'opération. Nous avons exposé au § 2 comment il est possible de poser le diagnostic dans ces circonstances.

Bien que le tableau clinique que présente la maladie se confonde dans ses traits généraux avec le syndrôme attribué autrefois aux tumeurs blanches, il est évident pour celui qui nous a suivi dans les développements anatomo-pathologiques exposés au début de ce travail, que les divers types que revêt la tuberculose des os et des articu-

(1) Sous peu paraîtra un travail sur cette forme d'ostéite épiphysaire, dû à la plume d'un chirurgien de la clinique de Goettingue.

lations, doivent exercer une influence très variable sur la physionomie et les fonctions de l'articulation. Au point de vue clinique nous dirons tout d'abord que dans la majorité des cas *il n'est pas possible de diagnostiquer d'une façon certaine s'il s'agit d'une synovite tuberculeuse légitime ou d'une synovite secondaire émanant de l'os*. Bien qu'il existe un assez grand nombre de cas où il y a beaucoup de probabilités que la maladie ait débuté dans la synoviale; d'autres où l'on peut constater, même avant que l'articulation n'ait été ouverte, que l'affection est originaire de l'os, malgré cela, disons-nous, nous devons avouer à notre honte et au préjudice de beaucoup de nos patients, que dans quantité de cas nous sommes bien loin de nous douter que nous nous trouvons en présence d'altérations graves des os, de séquestres et de foyers osseux volumineux, dont on ne peut absolument pas espérer la guérison spontanée. Ce n'est qu'après avoir beaucoup vu, et que dans des cas considérés d'abord longtemps comme légers, à cause du peu de gravité des symptômes objectifs, on aura été forcé, au bout de plusieurs années, à prendre le couteau en main parce que la guérison espérée ne survient pas, et qu'au contraire de très vives douleurs se déclarent, et qu'alors on découvre, — prenons pour exemple l'articulation coxo-fémorale, — d'énormes séquestres dans la cavité cotyloïde, et de vastes foyers dans la tête du fémur, ce n'est qu'après avoir vu tout cela, disons-nous, qu'on apprendra à être très réservé dans son diagnostic et dans le pronostic qui en découle. Il va de soi que dans un cas donné, cela ne nous avance aucunement de savoir *qu'en général la tuberculose débute plus souvent dans les os que dans les articulations*. Nous avons déjà insisté sur ce point dans notre autre travail, où nous avons constaté que sur 71 cas, l'affection avait commencé 47 fois dans les os. Nos recherches ultérieures, qui ont porté sur un beaucoup plus grand nombre d'articulations, ont quelque peu modifié cette proportion en faveur de la forme *synoviale*.

Nous donnons ici les résultats des recherches faites par M. le Dr Müller sur les matériaux de notre clinique, en admettant toutefois que des erreurs puissent s'y être glissées. On comprendra la possibilité de ces erreurs en songeant d'une part, qu'en faisant une résection on peut ne pas trouver tous les foyers, et d'autre part, qu'il est souvent assez difficile de décider, surtout sur une pièce conservée dans l'alcool, si telle petite perte de substance d'un os est due à un processus ostéal primitif ou a été provoquée secondairement par des végétations issues d'ailleurs. C'est surtout à la limite de la synoviale dégénérée qu'on trouve ces petites pertes de substance.

Dans ces derniers temps M. le Dr Müller, voulant établir sur de nouvelles statistiques la question de la fréquence relative de la tuberculose synoviale et de la tuberculose ostéale, a soumis à un nouvel examen les 232 pièces de la collection de notre clinique chirurgicale, pièces obtenues pour la plupart par les résections que nous avons pratiquées.

Ce chiffre se répartit comme il suit :

Genou	118
Hanche	61
Coude	53
Total. . .	232

Le type ostéal s'est rencontré 158 fois et le type synovial 46 fois.

Ce dernier existait seul, sans aucune participation des os, ou bien il y avait de petites altérations osseuses, sans aucun doute secondaires.

Dans 28 cas il était douteux si l'affection de la synoviale était primitive ou secondaire.

Si l'on veut ranger ces cas douteux parmi les formes ostéales, ce qui donnerait 186 à 46, il reste encore 20 °/₀ où la synoviale a été atteinte primitivement, tandis qu'en les négligeant complètement, on trouvera une proportion de 25 °/₀.

Nous avons cherché à déterminer si, en manipulant ces chiffres de diverses façons, il ne serait pas possible d'arriver à poser un diagnostic *probable* dans un cas donné. C'est à ce point de vue qu'il paraissait surtout utile de reprendre séparément chaque région en particulier. Nous trouverons ainsi une très grande différence entre les deux formes de tuberculose, suivant qu'il s'agit du genou ou de la hanche. Au genou, les affections de la synoviale sont relativement beaucoup plus fréquentes. Sur 118 cas, les os étaient atteints primitivement 69 fois, la séreuse 33 fois, tandis que 16 fois le début était douteux. En faisant abstraction de ces derniers, il reste 102 cas, dont près d'un tiers se rapportant à la synoviale. A la hanche, sur 61 cas, la forme dure s'est rencontrée 47 fois, et la forme molle trois fois; 11 cas étaient douteux. En excluant ceux-ci, il n'y a que 6 °/₀ d'affections primitives de la synoviale. Sur 53 préparations du coude, 42 se rapportaient aux os et 10 à la séreuse, soit 20 °/₀, plus un cas douteux.

D'après l'âge, nous trouvons les chiffres suivants, en faisant abstraction de quatre cas de tuberculose des os chez des enfants âgés de trois ans et au-dessous, lesquels ne peuvent être pris ici en considération.

De 3-14 ans,	50 affections osseuses,	21 affections synoviales.
De 14-30 ans,	64 —	18 —
A partir de 30 ans,	39 —	12 —

Mais lors même que nous fussions en état de diagnostiquer dans un cas donné la présence de foyers des os *d'une manière générale*, cela n'aurait que bien peu d'importance au point de vue clinique, attendu que le pronostic et le traitement opératoire sont déterminés surtout par l'importance, et même beaucoup plus encore, par la nature et le siége du foyer.

Pour apprécier la valeur clinique d'un cas, il importe très peu de savoir s'il s'agit d'un ou de plusieurs foyers de fongosités existant en outre de la synovite, ou bien si l'on a affaire à cette dernière seule.

Par contre toute notre manière de voir au sujet du pronostic et du traitement serait immédiatement modifiée du tout au tout, si nous pouvions reconnaître un grand séquestre tuberculeux et des pertes de substances étendues, remplies de végétations caséeuses et de petits séquestres. Nous répétons qu'à l'heure qu'il est, sauf dans un petit nombre de cas, cette connaissance nous fait encore défaut, et nous craignons bien qu'il n'en soit toujours ainsi.

Nous étudierons plus tard le diagnostic des diverses formes ostéopathiques en particulier, prises avant que le processus n'ait envahi l'articulation, ou même sans que cette complication se produise. Nous dirons ci-dessous en passant quelques mots du diagnostic des processus osseux dans la tuberculose articulaire, et nous aborderons maintenant l'étude clinique du fongus articulaire.

§ 31. L'histoire clinique du fongus articulaire, depuis son début jusqu'à la fin de son évolution, peut revêtir des aspects extrêmement variables. Pour en donner un exposé complet, nous sommes forcé de rappeler les détails que nous avons déjà donnés sur l'anatomie pathologique de la tuberculose (§ 6), et dont nous avons également déjà signalé l'importance (§ 25, fin) pour l'histoire de la maladie.

Nous avons dit qu'il existe une forme de tuberculose articulaire qui se distingue par le développement de bourgeons secs et de consistance assez ferme. Ces végétations, soit qu'elles se forment dans de petits foyers osseux, soit qu'elles naissent de la synoviale, ont une assez grande tendance à produire une rétraction cicatricielle. Bien que cette forme s'accompagne souvent de destruction de la surface des extrémités articulaires, ce qui altère plus ou moins le mécanisme de la jointure après la guérison, le processus morbide ne montre pas une grande tendance à s'étendre à la région parasynoviale, à se terminer par ramollissement caséeux, ou à former des abcès froids volumineux. Cela n'exclut cependant pas d'une manière absolue que la forme ne puisse changer, qu'il ne puisse se produire du ramollissement ou des abcès. Mais en règle générale, lorsqu'il s'en présente, ce sont des abcès circonscrits, et précisément dans ces cas, il n'est pas rare de rencontrer ces abcès dits « para-articulaires » dont nous avons déjà parlé au § 14. Au point de vue clinique, la tuberculose fongueuse qui se développe de cette façon est caractérisée par le *faible degré de gonflement*. Ce dernier peut même faire entièrement défaut, et le membre paraît plutôt atrophié que dans un état inflammatoire. C'est ce qu'on observe au genou et à la hanche, où la maladie évolue assez souvent de cette façon, notamment chez des individus jeunes, ainsi qu'à l'épaule, où l'atrophie de la tête articulaire donne à cette région un aspect tout à fait particulier. D'ordinaire ce phénomène (l'absorption des extrémités articulaires), s'accompagne d'une altération plus ou moins caractéristique de la forme de la jointure et de la longueur de l'extrémité. L'épaule perd son galbe normal, et ce qui reste de la tête se trouve rapproché de l'apophyse coracoïde; le genou devient légèrement valgus, ballottant, et le tibia peut même se déplacer en arrière. A la hanche, le grand trochanter se déplace jusque un peu au-dessus de la ligne ilio-ischiatique (ligne de Roser ou de Nélaton), et le membre est légèrement raccourci (voir les affections des articulations en particulier).

Dans un deuxième groupe d'arthrites fongueuses, l'évolution de la maladie diffère de ce type, lequel n'est en somme pas très commun : la végétation tuberculeuse est plus molle et a une plus grande tendance à la dégénérescence caséeuse.

Lorsque cette transformation est arrivée jusqu'à un certain degré, le processus franchit ordinairement les confins de l'articulation, le sac synovial est perforé en un endroit nettement limité, par un foyer circonscrit qui a ulcéré la séreuse. Cette forme se distingue par une tuméfaction assez notable : *c'est la tumeur blanche proprement dite, l'arthrite fongueuse.*

La synoviale s'épaissit par suite de l'inflammation hyperplasique chronique (§§ 12, 13, 14), le tissu parasynovial augmente de volume et subit diverses altérations inflammatoires. Par suite de ces changements réunis, l'articulation prend cette forme caractéristique qu'on a comparée, à juste titre, à celle d'un fuseau, le gonflement le plus prononcé correspondant à la partie mobile de la jointure, tandis qu'elle s'effile vers le haut et vers le bas, à mesure que le néoplasme inflammatoire diminue d'épaisseur et que la partie diaphysaire du membre devient plus maigre par suite de l'atrophie de la graisse et des muscles. Plus le membre est exposé à des irritations fonctionnelles, plus la tuméfaction devient dure. Dans quelques cas, elle finit par envahir les os : il y a néoformation osseuse d'origine périostique, ce qu'on attribue, à tort, à un gonflement de l'os. Peu à peu la tumeur synoviale et la tumeur périarticulaire deviennent si compactes et si dures, qu'elles se confondent en quelque sorte en une seule masse lardacée, recouverte par la peau anémiée et adhérente : véritable tumeur blanche. De nos jours le médecin rencontre des cas de ce genre beaucoup plus rarement qu'autrefois, car la maladie n'en arrive là que *sous l'influence d'irritations fonctionnelles souvent répétées*. Aujourd'hui la grande majorité de toutes les articulations malades de cette catégorie, sont traitées par l'immobilisation, de façon que la cause principale de la tumeur blanche proprement dite se trouve écartée.

Nous avons commencé par supposer que la forme fongueuse de l'arthrite tuberculeuse évolue sans montrer une tendance notable à former des abcès.

Il y a des cas où il existe des fongosités si molles, avec tendance à la métamorphose caséeuse, que souvent il n'est pas possible de décider si une tumeur circonscrite qui se développe au niveau de l'articulation, doit être considérée comme abcès ou comme un amas de fongosités. Au surplus cela n'a pas une grande portée pratique. Si les fongosités sont réellement si molles, cela indique qu'il y a métamorphose caséeuse, et celles-ci existant, un abcès ne tarde généralement pas à se former. Ces collections purulentes, soit qu'elles se trouvent au centre de la masse fongueuse, à l'intérieur de l'articulation, soit que, après avoir infecté la synoviale et l'avoir ulcérée, elles se répandent dans le tissu parasynovial, ces collections, dis-je, peuvent être résorbées, si elles n'ont pas atteint un volume trop considérable. Pour que cela se produise, le repos et la compression sont des conditions essentielles, les mouvements en favorisent la croissance. Mais il arrive beaucoup plus souvent qu'elles ne se résorbent pas, mais qu'elles gagnent du terrain, répandant la tuberculose autour d'elles, atteignant la peau et la perforant finalement, de façon que le pus tuberculeux est évacué au dehors. *La tumeur blanche se complique alors d'une ou de plusieurs fistules suppu-*

rées. Ces fistules peuvent se former à n'importe quelle partie de l'articulation, cela dépend de l'endroit où siégent les fongosités dans lesquelles le pus s'est développé; mais d'ordinaire, lorsqu'elles viennent de l'intérieur de la cavité articulaire, il y a certains points faibles, véritables lieux de prédilection. *De sorte que lorsque des fistules ou des abcès se trouvent à d'autres endroits qu'aux lieux de prédilection, c'est souvent un indice qu'il s'agit d'une affection osseuse.*

§ 32. Le *diagnostic d'un abcès intraarticulaire* est assez souvent douteux, et pourtant la question de la présence du pus a une importance capitale pour l'appréciation clinique d'un cas. Il y a donc lieu de rechercher d'autres signes qui puissent nous éclairer à ce sujet : parmi ces signes nous comptons la *fièvre*. Nous devons ici protester contre une erreur encore fort répandue : nous voulons parler de la croyance qu'une tuberculose étendue, arrivée à la période d'état, engendre constamment de la fièvre. Elle est probablement basée sur l'analogie qu'on a voulu établir entre la maladie qui nous occupe et la tuberculose pulmonaire. Mais dans cette dernière, la situation n'est plus aussi simple, attendu que, du moment qu'il existe un ulcère ouvert dans le poumon, nous n'avons plus seulement affaire à l'infection tuberculeuse, mais à l'intoxication septicémique qui se produit dans les bronches et dans les foyers suppurés. Ces cas sont comparables à ceux où la tuberculose articulaire se complique de *cavités tuberculeuses suppurées ouvertes*. Si ces dernières n'existent pas, il n'est pas nécessaire que l'éclosion *d'une tuberculose miliaire diffuse provoque aussitôt une réaction fébrile*. Nous avons observé quantité de cas qui ont suivi longtemps une marche apyrétique, et ce n'est que lorsque la maladie se déclarait chez des sujets ayant des abcès ouverts, que la fièvre s'est régulièrement prononcée dès le début de l'affection générale. L'infection bacillaire en elle-même n'est donc ni sérieusement phlogogène, en ce sens qu'elle favoriserait la formation du pus, ni nécessairement pyrogène, lorsqu'il n'existe pas de complications.

En revanche, les patients atteints d'arthrite tuberculeuse ont presque toujours de la fièvre, *dès qu'il se forme des collections à l'intérieur des fongosités tuberculeuses*. Nous ne pouvons que répéter ce que nous avons dit déjà en 1877 au Congrès de chirurgie (*La température du corps dans les arthrites fongueuses purulentes. Deutsche Zeitschrift f. Chirurgie* t. 10 p. I), et nous y renvoyons ceux qui s'intéressent à cette question. Nous avons constaté dans ce travail, en nous basant sur de nombreuses observations, que lorsque le malade est uniquement atteint d'une arthrite tuberculeuse fongueuse, il n'y a généralement pas de déviation du type thermique normal. Tout au plus arrive-t-il que ces patients présentent de la fièvre pendant un ou deux jours, après des fatigues inaccoutumées, après des voyages, des manipulations chirurgicales destinées à faire cesser des contractures, etc. Nous n'avons pas besoin de faire dessiner des tracés thermiques pour ces cas, parce qu'ils ne présentent rien de particulier. Mais il en est autrement quand un abcès se développe dans l'articulation malade. Dans ce cas il y a presque toujours des variations dans les courbes, variations qui, lorsqu'elles persistent pendant quelques temps, permettent d'affirmer l'existence de la suppuration tuberculeuse. Les anomalies sont caractérisées par le fait *que l'élévation de la température ne s'observe presque jamais que le soir et qu'assez souvent, surtout chez des patients anémiés, la température du matin est anomalement basse.* Mais l'exarcerbation vespérale elle-même n'atteint que rarement un degré élevé, d'ordinaire à peine 38°. Parfois il arrive un ou même plusieurs jours où il n'y a pas de d'élévation thermique.

La tracé suivant appartient au type que nous avons décrit. Il s'agit d'un malade atteint de coxalgie légère à marche apyrétique, chez lequel un abcès se développa après un temps assez long.

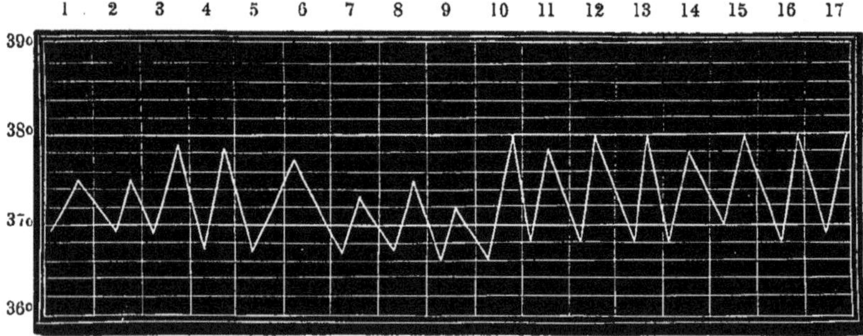

Dans d'autres cas la température matutinale subit également une élévation ; elle approcha de 38° et monta encore le soir de quelques dixièmes et même d'un degré.

Le tracé n° II appartient à un cas de fongus caséeux très mou du genou, qui finit par se faire jour à l'extérieur à la partie supérieure de l'article. Un caractère particulier de ces deux types, c'est que parfois, après des fatigues imposées au membre, après un voyage, des mouvements, après l'application de bandages, il y avait un ou plusieurs jours où il y avait une ascension, soit de la température vespérale seulement, soit aussi de celle du matin.

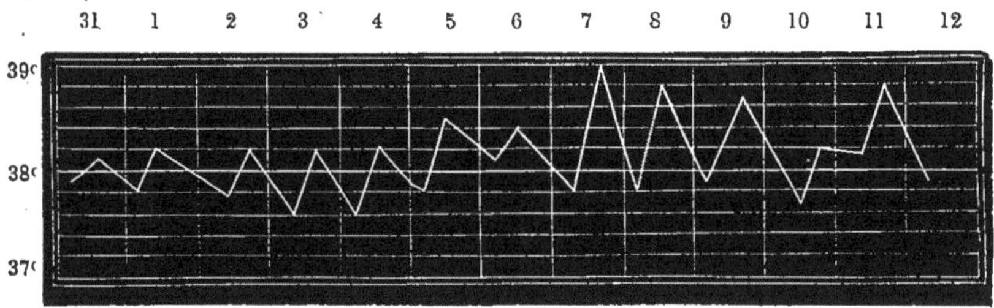

Voici le tracé d'un cas de coxalgie suppurée où, après l'application d'un bandage plâtré, il y eut le soir une élévation plus forte de la température (12 et 13).

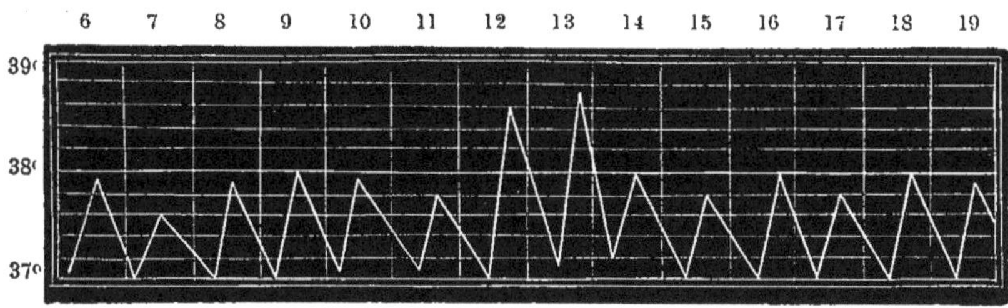

Si de grosses collections se développent rapidement, comme cela se voit notamment dans les abcès par congestion venant de la colonne vertébrale, l'ascension thermique est plus brusque. Voici un tracé relatif à un cas d'abcès par congestion en voie de développement, chez un enfant atteint de kyphose.

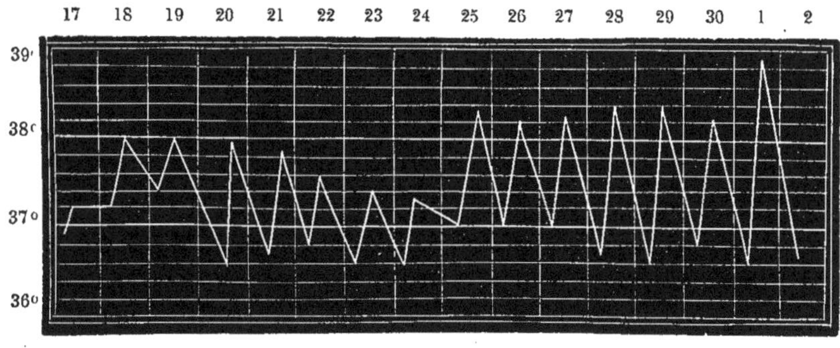

Mais une fois formés, les abcès froids volumineux ont parfois une marche complètement apyrétique. Nous avons vu des abcès par congestion aussi bien que des abcès froids des articulations, évoluer sans trace de réaction fébrile.

Nous voyons d'après ce qui précède que les observations thermométriques graphiques, continuées pendant un certain temps, dans les arthrites tuberculeuses fongueuses, peuvent avoir une grande importance pour la question de savoir si une suppuration se déclare dans une articulation malade.

§ 33. Une question fort controversée et très diversement interprêtée, assez souvent même exagérée dans son importance, c'est celle de la *position anomale des articulations* dans la maladie qui nous occupe.

Nous parlerons d'abord des déviations observées au début de l'affection, à une époque où la forme des extrémités articulaires osseuses ou du reste de l'appareil articulaire n'a pas encore subi d'altérations qui permettent au membre de prendre des attitudes déterminées, d'ordre pathologique, sortant entièrement du cadre des mouvements physiologiques. Mais ces anomalies de position et de mobilité ne se présentent pas dans tous les cas d'arthropathie tuberculeuse dès le début de l'affection, et l'on ne peut pas dire d'avance dans quels cas les contractures se développeront, aussi longtemps que les extrémités articulaires et l'appareil ligamenteux conservent leur intégrité. On a cru pendant quelque temps pouvoir expliquer les troubles fonctionnels primitifs des articulations, d'après la manière de voir de Bonnet, par une distension du sac synovial pendant que la jointure occupe telle ou telle position. On a supposé, pour la hanche par exemple, qu'elle se mettait légèrement dans la flexion et la rotation en dehors, parce que dans cette attitude la cavité articulaire peut le plus aisément héberger une certaine quantité de liquide, comme on se figurait que le genou, en flexion légère, pouvait contenir un plus grand épanchement, et qu'à la suite de cela la contracture se produisait dans cette position. La fausseté de cette explication résulte déjà à l'évidence du fait que ces attitudes ne s'observent pas dans un assez grand nombre de cas, et de ce que dans beaucoup d'autres où elles existent, il ne s'agit pas d'un *épanchement*, et enfin, de ce que précisément là *où il existe un épanchement primitif*, les déviations caractéristiques ne se produisent pas. C'est ainsi que je n'ai jamais observé de flexion pathologique dans l'*hydropisie articulaire tuberculeuse*. Il me semble que s'il y a tant de raisons à opposer à cette hypothèse que la position de l'article est déterminée par l'augmentation de la pression intra-articulaire physiologique, il vaudrait mieux renoncer à cette théorie. Il faudrait du reste avoir recours encore à une seconde hypothèse pour expliquer le phénomène qui nous occupe, puisque les expériences sur le cadavre ont démontré que la réplétion seule de la cavité séreuse ne suffisait pas pour produire la position vicieuse. Ce n'est que lorsqu'on avait spécialement préparé l'articulation coxo-fémorale pour l'expérience, en enlevant toutes les parties molles et en amputant au tiers supérieur, qu'on réussissait parfois, au moyen d'une injection intraarticulaire, à donner à la capsule le degré de tension nécessaire pour amener la cuisse dans la position voulue.

A notre avis, l'attitude prise par le membre au début de l'affection, est en règle générale celle que le malade lui-même choisit. Elle dépend en grande partie de la manière dont le patient se sert de son membre, cherchant à le placer de façon à éprouver le moins de gêne possible et à faire cesser autant que possible toute pression sur les extrémités articulaires. C'est pourquoi il maintient le membre, à l'état de repos aussi bien que pendant les mouvements, dans une légère flexion; dans cette position, surtout lorsqu'il existe une pression intra-articulaire douloureuse, la distension de la capsule est le moins prononcée. Mais une fois que le malade a conservé cette attitude pendant quelque temps, il intervient un nouveau facteur qui fait que si des influences mécaniques plus puissantes que lui n'opèrent pas un changement dans cette position, le patient cherche à la conserver le plus longtemps possible. Toutes les parties de l'articulation phlogosée s'adaptent peu à peu à la nouvelle position, et tout mouvement fait pour la modifier provoque des douleurs. Or si la maladie dure longtemps et que le processus phlegmasique destructeur se propage dans l'articulation, il arrive que si le médecin ne corrige pas l'attitude vicieuse et maintient une position moyenne normale à l'aide d'appareils, la forme de la déviation dépendra de *toute une série d'influences mécaniques extérieures.* Mais ces agents mécaniques, surtout lorsqu'il s'agit des extrémités inférieures et que le patient est alité, sont d'un ordre si constant, et résultent si inévitablement de la disposition de nos lits et de nos couvertures, que les déviations s'opèrent également d'après un type déterminé. De même, les influences mécaniques qui agissent sur un *membre en fonction,* — surtout quand c'est un membre inférieur, — présentent une telle constance dans leur nature et leur mode d'action, qu'elles suffisent presque toujours seules à déterminer la direction de la position vicieuse. Ces déformations sont en outre favorisées, et parfois même ne sont rendues possibles, que si des processus destructeurs de l'appareil articulaire, notamment des extrémités osseuses, viennent compliquer la situation. Nous reviendrons sur quelques-unes de ces questions, par exemple, sur cette déformation désignée sous le nom de *luxation pathologique (luxation spontanée)*, et dont une petite partie seulement sont des luxations réelles, semblables aux luxations traumatiques. Nous y reviendrons en parlant des articulations en particulier, surtout de l'articulation de la hanche.

Or ce sont précisément ces attitudes vicieuses qui ne rentrent plus dans le cadre des mouvements physiologiques, telles que le genou valgus, le genou varus, la luxation pathologique de l'articulation coxo-fémorale, qui ont une grande importance pour le diagnostic, en ce sens qu'elles indiquent dans tous les cas qu'un processus destructeur a frappé la jointure. D'ordinaire ce sont les extrémités osseuses qui sont malades, parfois seulement les organes auxiliaires (les ménisques); quelquefois même nous sommes en état de reconnaître que telle ou telle partie de l'os est détruite : c'est le cas lorsque certaines déviations se déclarent rapidement. En ce qui concerne plus particulièrement ces dernières, désignées aujourd'hui encore si souvent sous la dénomination collective de *luxation spontanée* ou *pathologique*, il serait utile qu'on s'entendît pour distinguer les luxations *réelles* de celles où la déformation se développe d'après le type déterminé par le processus pathologique. Ces luxations réelles ressemblent aux luxations traumatiques, même sous le rapport de leur origine brusque, en ce qu'elles sont occasionnées par un traumatisme, parfois assez léger à la vérité, ou par l'action d'un agent mécanique qui agit sur l'articulation malade dans le sens voulu pour amener le déplacement articulaire. On pourrait appeler la première classe de déformations, celles qui sont le résultat du processus pathologique, *déformations par destruction*. (*Destructions-Contracturen*). Comme types de ces divers désordres, il nous suffira de rappeler la position que prend la hanche dans la luxation véritable et celle qui se développe progressivement, lorsque la tête et la cavité cotyloïde, ou l'une de ces parties, sont lentement détruites.

§ 34. Comme nous n'avons pas l'intention de donner une description complète de la pathologie du fongus articulaire, nous passerons sous silence une série de phénomènes, tels que les troubles des mouvements passifs et actifs, ainsi que la façon de les examiner; nous dirons seulement encore quelques mots du symptôme *douleur*.

Quiconque a vu un certain nombre de patients atteints d'arthropathies tuberculeuses, sait combien la douleur est variable, que parfois, sans qu'on puisse en aucune façon expliquer le fait, chez les uns le moindre mouvement, le plus léger attouchement leur fait pousser des cris, tandis que chez d'autres, qui paraissent beaucoup plus malades, il y a insensibilité absolue. Mais en général cependant, la vérité est que, ainsi que les anciens chirurgiens l'ont déjà signalé, de très vives douleurs indiquent *une affection grave des os*, surtout lorsqu'il n'existe pas encore de signes de destruction secondaire des extrémités articulaires. C'est principalement à la hanche que nous avons pu nous assurer souvent de cette vérité. C'est pourquoi le moyen de diagnostic, consistant en une pression exercée sur le membre de bas en haut, suivant l'axe longitudinal, ou en un coup sec léger sur la plante du pied ou sur la rotule, le genou étant dans la flexion, a sa valeur. Si dans une articulation jusqu'alors assez indolente, il se déclare subitement, sans cause extérieure, par exemple, pendant que le membre est dans un appareil, s'il se déclare, disons-nous, une violente douleur, on peut presque toujours admettre que les os sont gravement malades, que l'affection a envahi maintenant l'articulation, ou que quelques changements d'ordre mécanique provoquent cette douleur. L'existence de points douloureux sur les extrémités articulaires plaide aussi assez souvent en faveur d'un processus morbide des os à cet endroit. Le diagnostic est rendu plus certain si certains symptômes objectifs bien déterminés viennent s'ajouter au tableau. Par exemple, si l'on découvre un point douloureux sur l'une des extrémités osseuses, et non pas aux endroits où siége d'ordinaire la douleur typique dans une articulation malade, et qu'en outre l'os présente à cette place certaines particularités déterminées, on peut diagnostiquer avec une quasi-certitude l'existence d'une tuberculose des os. Parmi ces particularités nous comptons surtout, indépendamment d'une certaine mollesse et dépressibilité, une solution de continuité apparente des tissus. Si en outre il existe un amas de végétations molles d'une certaine dimension, ou un petit abcès, on ne peut généralement plus douter qu'on se trouve en présence d'un foyer osseux.

Nous voudrions précisément appeler l'attention des chirurgiens sur le diagnostic de ces foyers, parce que le traitement direct en donne des résultats extrêmement favorables, soit qu'ils aient déjà perforé l'articulation, soit que celle-ci soit encore intacte. Nous reviendrons encore souvent sur ces foyers et la possibilité de les diagnostiquer, en parlant de la thérapeutique générale et spéciale de la tuberculose articulaire.

III. — DES ABCÈS DES ARTICULATIONS DITS ABCÈS FROIDS.

§ 35. Les cas de tuberculose articulaire où l'on a affaire à une *pyarthrose tuberculeuse*, c'est-à-dire à une arthrite purulente aiguë, sont relativement très peu nombreux. En décrivant l'anatomie pathologique et l'histoire clinique du fongus tuberculeux, nous avons à plusieurs reprises signalé la formation de pus caséeux au sein des fongosités tuberculeuses. Il ne s'agit donc pas ici tout d'abord d'une collection purulente libre dans la cavité synoviale : le pus se forme dans une fongosité tuberculeuse articulaire, d'où il peut ou bien perforer l'articulation vers l'extérieur et devenir para-articulaire, — ce qui n'exclut naturellement pas qu'il ne puisse se répandre en même temps dans la cavité séreuse, — ou bien se déverser directement dans cette dernière et y provoquer également une suppuration étendue. Le pus ainsi formé est réellement de nature tuberculeuse. Mais outre cela il peut arriver qu'une suppuration aiguë de toute l'articulation, et même une infection putride avec formation d'un pus ichoreux, se déclare dans une articulation tuberculeuse, soit après que la perforation à l'extérieur s'est produite, soit que, comme cela a été observé exceptionnellement, il n'y ait pas de communication avec l'extérieur. Dans ce dernier cas le sang est le véhicule de l'infection.

Ces processus n'appartiennent pas à cette forme d'arthropathie qu'on a nommée abcès froids des articulalions et qu'on ferait mieux maintenant de nommer *synovite suppurée tuberculeuse*, *pyo-synovite tuberculeuse*. Ces collections diffuses de pus tuberculeux s'observent dans diverses formes d'arthrites. La plus pure, celle qui correspond le mieux à l'abcès froid des anciens, est celle où la synoviale est atteinte de tuberculose miliaire diffuse, sans présenter un développement notable de fongosités. Si l'on détache la *membrane pyogénique tuberculeuse* de la surface de la capsule, on arrive sur la synoviale modérément épaissie, dans un état d'inflammation chronique, farcie d'un très grand nombre de tubercules miliaires. Parfois elle est énormément distendue par le pus caractéristique, comme dans l'hydropisie articulaire elle est distendue par le liquide séreux. Les cas où il y a des collections purulentes de nature tuberculeuse dans une cavité synoviale remplie de fongosités, ont une marche moins caractéristique.

La première variété se rencontre le plus souvent au genou, mais elle n'est pas rare non plus à la hanche ; seulement là, le pus arrive rapidement dans le tissu périarticulaire et forme de vastes abcès par congestion. Ces abcès sont relativement plus fréquents chez les enfants, chez lesquels ils se développent parfois avec une si grande rapidité, qu'en ne considérant que le temps écoulé, on croirait se trouver en présence d'un abcès articulaire chaud ou d'une hydarthrose. Au point de vue de la genèse, ils sont plus souvent dus à une infection diffuse primitive de la synoviale qu'à une suppuration et une infection secondaire, venant d'un foyer osseux situé dans l'articulation. Au point de vue clinique ils sont caractérisés par un gonflement rapide de la jointure ; si c'est au genou, la synoviale est relativement peu tuméfiée. Ils se distinguent des abcès chauds par l'absence des signes caractéristiques des phlegmons para-articulaires graves. Le pronostic en est généralement mauvais, parce qu'il faut les considérer plus souvent que le fongus ordinaire comme chaînons d'une infection tuberculeuse multiple déjà existante.

DIAGNOSTIC DES AFFECTIONS ARTICULAIRES TUBERCULEUSES

§ 36. Dans la grande majorité des arthrites tuberculeuses il ne peut y avoir de doute au sujet du diagnostic. Et ici nous devons soulever de nouveau une question que nous avons déjà discutée à l'occasion de l'histoire clinique de la tuberculose (§ 21) : il s'agit de savoir si l'on peut admettre une affection tuberculeuse des articulations, comme on l'admet pour d'autres organes, lorsque l'état de nutrition du patient paraît très favorable. Nous avons dit à cette occasion, et nous le déclarons ici de nouveau de la façon la plus formelle, que la bonne mine du patient, son état apparent de parfaite santé, n'ont rien de commun avec la question de savoir si telle ou telle maladie doit être considérée comme de nature tuberculeuse. On s'explique aisément — et les raisons que nous avons données à propos de l'histoire clinique de la tuberculose démontrent suffisamment pourquoi, — que la santé des patients atteints de tuberculose articulaire puisse encore laisser à désirer sous d'autres rapports et leur nutrition être en mauvais état. Souvent leur santé est déjà délabrée par suite d'une alimentation insuffisante; plus souvent encore, l'affection articulaire n'est qu'un chaînon dans une longue série de maladies d'autres organes. Ce qui affaiblit les patients, ce n'est pas la maladie articulaire, mais la tuberculose des poumons, des intestins ou des reins qui existe en même temps, ainsi que des affections d'autres organes qui ont une influence fâcheuse sur la nutrition. Il peut arriver toutefois que l'affection articulaire à elle seule, si elle est avancée, si elle est compliquée de suppuration, de septicémie et de ses autres conséquences (dégénérescence amyloïde, etc.), altèrent la nutrition. Mais d'un autre côté, il y a un grand nombre d'arthropathies tuberculeuses qui n'exercent point cet effet débilitant; de façon que tout en reconnaissant que les porteurs d'arthrites tuberculeuses deviennent souvent cachectiques, il n'y a pas, au point de vue du diagnostic, à s'occuper de la question de savoir si un individu a bonne mine et si, abstraction faite de son affection articulaire, il est en bonne santé. Si donc toutes les autres circonstances indiquent qu'on se trouve en présence d'une tuberculose articulaire, qu'on l'admette hardiment, si même le patient présente toutes les apparences d'une bonne santé.

Mais tandis que la grande majorité des cas n'offrent aucune difficulté de diagnostic, il y en a un petit nombre où il en est autrement. Nous croyons qu'actuellement les erreurs de diagnostic les plus fréquentes sont commises à propos des formes que nous avons réunies dans un chapitre spécial sous le nom d'hydropisie articulaire tuberculeuse, et nous reconnaissons que même le chirurgien qui a beaucoup vu, peut au début avoir des doutes au sujet de la nature exacte des cas de ce genre. Si l'on tient compte du fait qu'on peut avoir affaire à un épanchement considérable dans une articulation dont la synoviale est peu gonflée, on comprendra que c'est précisément dans ces cas que le diagnostic est assez souvent impossible au début. En effet, on se trouve tout simplement en présence du tableau clinique ordinaire d'une hydarthrose, avec cette seule différence peut-être que le cas se montre fort rebelle aux traitements ordinaires ou récidive très rapidement. D'un autre côté, même en cas de guérison, il se présente encore une particularité : c'est que le sac synovial ne revient jamais à l'état normal comme dans l'hydarthrose. Si l'on évacue l'épanchement par une ponction, on verra qu'il n'est presque jamais aussi clair que dans l'hydarthrose simple; souvent on y trouve des corpuscules pyoïdes en voie de dégénérescence, et plus souvent encore des précipités fibrineux. Mais le diagnostic d'un épanchement inflammatoire simple devient tout à fait douteux, lorsque l'examen révèle des coagulums de fibrine (hydropisie articulaire fibrineuse), soit sous forme de membranes et d'amas produisant un bruit de frottement, soit sous celle de grains riziformes ou de concrétions semblables à des graines de melon. Plus nous voyons de corps de ce genre, plus nous nous confirmons dans l'idée déjà exprimée à plusieurs reprises, que lorsque ces précipités fibrineux se forment dans des articulations et des gaînes synoviales, il s'agit dans la grande majorité des cas d'une inflammation tuberculeuse. Il serait utile de rechercher les bacilles dans tous ces cas; quant à nous, nous n'avons réussi à en trouver qu'une seule fois jusqu'à présent. Mais l'existence d'une tuberculose circonscrite ou diffuse de la synoviale devient extrêmement vraisemblable, lorsque outre l'épanchement avec ou sans fibrine, ou en l'absence de tout épanchement, on peut démontrer la présence de nodosités dans l'articulation. Si l'on songe que toutes ces choses s'observent dans la grande majorité des cas chez des individus de 16 à 40 ans, donc à une époque où l'arthrite déformante, qui peut donner naissance à des tumeurs analogues, n'est pas précisément fréquente; qu'en outre, ils ne présentent aucune altération des extrémités articulaires; que la maladie se déclare très souvent à la suite ou en même temps qu'une autre affection tuberculeuse dans les poumons, les reins, etc., si l'on songe à tout cela, disons-nous, on évitera le plus souvent la confusion avec l'arthrite déformante, et il ne restera plus qu'une seule difficulté : celle de distinguer des fibromes tuberculeux circonscrits des tumeurs articulaires de nature sarcomateuse, lipomateuse ou syphilitique. Or les tumeurs des articulations sont excessivement rares, de sorte qu'elles ne donnent que fort rarement lieu à un diagnostic différentiel ; en outre, les sarcomes sont ordinairement pédiculés. J'ai pourtant vu un cas qui m'a démontré que dans des occasions rares on peut rester dans le doute jusqu'au moment de l'opération : il s'agissait d'une sarcome à pédicule large, développé dans le sac synovial du genou. De même, j'ai été induit en erreur dans un cas de lipome sous-séreux qui suivait tous les mouvements imprimés à la synoviale pendant l'examen. Mais ce sont là des faits si rares qu'ils n'entrent pas sérieusement en ligne de compte, et, chose importante, la thérapeutique est la même : elle consiste dans l'extirpation des tumeurs. Ce qui pourrait arriver un peu plus souvent, c'est qu'on confonde avec le fibrome tuberculeux cette forme de syphilis des articulations où il y a développement d'une tumeur gommeuse d'un certain volume, compliquée d'épanchement articulaire. Si les commémoratifs font défaut, l'emploi de l'Iodure de potassium à l'intérieur pourra parfois résoudre la difficulté, ainsi que cela a eu lieu dans un cas observé par nous. Après que la patiente eut pris le médicament pendant quelques semaines, l'épanchement disparut et avec lui la tumeur de la synoviale.

Au diagnostic de l'hydarthrose tuberculeuse vient se rattacher celui de la *pyarthrose* tuberculeuse. Si, comme cela arrive le plus souvent, c'est le genou qui est atteint, on pourra confondre la maladie exceptionnellement avec une hydarthrose ou, dans les cas aigus, avec une suppuration catarrhale. Car dans l'abcès froid, il n'y a pas d'inflammation phlegmoneuse caractérisée par la rougeur des téguments, et la synoviale n'est d'ordinaire pas fort gonflée. En examinant de près, on découvre cependant de la tuméfaction aux points de réflexion de la séreuse, on sent comme un bourrelet, ce qui n'est pas le cas dans l'épanchement séreux. Ajoutez à cela que l'arthropyose tuberculeuse ne frappe ordinairement que les individus dont la santé est déjà délabrée par suite d'infection tuberculeuse d'autres organes, et qu'assez souvent ils ont de la fièvre, parfois même assez élevée. Les tracés ont souvent le caractère de la fièvre hectique à ascensions brusques, avec rémissions matutinales complètes et exacerbations vespérales pouvant aller jusqu'à 39,4 p. c. et même au delà.

Quelque multiforme donc que soit la physionomie que présente la *tumeur blanche* proprement dite (fongus articulaire, arthrite fongueuse), le chirurgien expérimenté qui a présents à l'esprit les divers types de la maladie et leurs caractères anatomo-pathologiques, ne les confondra pas facilement avec d'autres affections. On reconnaîtra surtout aisément les cas où la tumeur se développe d'une façon tout à fait chronique et en affectant cette forme bien connue qu'on a comparée à celle d'un fuseau. Si à cela viennent s'ajouter une suppuration limitée et des fistules, la forme de ces dernières suffira le plus souvent pour fixer le diagnostic. Il y a toutefois des maladies articulaires d'origine osseuse qui présentent une si grande ressemblance avec le fongus tuberculeux, qu'on peut bien les confondre avec lui, surtout lorsqu'on manque de données anamnestiques positives, qu'on ne parvient pas à savoir si la maladie a débuté brusquement ou non avec une forte fièvre. Ce sont ces phlegmasies articulaires qui sont provoquées par une ostéite aiguë en foyers des extrémités articulaires (§ 1 et 2). Elles peuvent évoluer en ne donnant lieu qu'à une suppuration très faible, ou même sans aucune suppuration, et l'inflammation de la synoviale produit peu à peu un gonflement du même genre que celui de l'infection tuberculeuse. Nous avons déjà dit à l'endroit prérappelé, que même sous le rapport anatomo-pathologique, ces affections offrent une grande ressemblance avec la synovite consécutive à la tuberculose osseuse. L'apparition, ordinairement simultanée, du processus en plusieurs places, la coexistence de points nécrotiques dans la diaphyse, mettent souvent le médecin sur la voie, même lorsque les commémoratifs font défaut. Du reste ce groupe d'arthropathies est très rare comparativement à la forme tuberculeuse. Les formes tardives de la syphilis articulaire ont également parfois une certaine ressemblance avec la tuberculose des articulations, mais une fois que l'ulcération s'est produite, elles présentent presque toujours les caractères spécifiques des ulcères syphilitiques. C'est grâce à eux et à l'existence d'autres manifestations de la syphilis, ou de restes de cette maladie sous forme de cicatrices caractéristiques, que le médecin peut arriver à poser son diagnostic. Les autres formes d'arthrites, telles qu'on les observe parfois après l'ostéomyélite aiguë, le typhus, la diphtérie, la scarlatine, etc., ne nous ont donné du fil à retordre que dans des cas exceptionnels, et alors c'était presque toujours à la *hanche*. Mais il ne faut pas oublier que chez certains malades, c'est précisément après des exanthèmes aigus, surtout après la rougeole, qu'on voit éclore des arthrites tuberculeuses (§ 21).

Pour terminer ce chapitre nous dirons quelques mots du diagnostic d'une forme de tuberculose articulaire qu'on méconnaît assez souvent. Au point de vue de ses effets, il faudrait la qualifier de tuberculose atrophique; au point de vue anatomo-pathologique, il s'agit d'un processus fongueux à forme sèche, dont nous avons déjà parlé à plusieurs reprises. Il s'opère une absorption de l'os et une rétraction cicatricielle de la synoviale. Le caractère de cette affection consiste donc en ce qu'il y a, non un gonflement, mais une atrophie des parties constituantes de l'articulation. Comme il n'est pas rare que cette affection s'accompagne de vives douleurs, on la confond facilement avec une névralgie articulaire, surtout à l'épaule. Toutefois un examen attentif permet aisément de découvrir les altérations produites par le processus atrophique, lequel peut se manifester aussi par le raccourcissement du membre. Cette affection se rencontre surtout chez de jeunes sujets à l'épaule, à la hanche et au genou (caries sicca, carie sèche).

MARCHE ET PRONOSTIC.

§ 37. *Dans aucun organe la tuberculose ne suit une évolution typique.* Cette proposition renverse malheureusement toutes les descriptions relatives à la marche des ostéites et des arthrites tuberculeuses, et met à néant, dans la grande majorité des cas, le pronostic du médecin. En faisant la description de l'anatomie pathologique (§ 5), et l'histoire clinique de la maladie (§ 23), nous avons exposé tous les faits qui présentent quelque importance pour la question de la guérison. Nous avons dit que certaines formes de la maladie évoluent plus souvent que d'autres d'après un type déterminé : ce sont celles qui sont caractérisées par le développement de fongosités sèches avec tendance à la rétraction cicatricielle (voir aussi §§ 6 et 25). Dans aucune forme de la maladie, la possibilité de la guérison locale n'est exclue, mais plus la végétation tuberculeuse a de tendance au ramollissement, plus les foyers osseux sont volumineux et étendus, et plus ce mode de terminaison devient douteux. Lorsque la suppuration est établie dans l'articulation, le pronostic devient également plus mauvais, bien qu'il faille reconnaître qu'après l'ouverture d'un abcès tuberculeux, l'infection septique qui survient étouffe en quelque sorte la tuberculose, et dans ce cas, si le patient surmonte cette phase, la guérison s'opère par formation d'un tissu cicatriciel. Mais le pronostic s'aggrave et la guérison est ajournée indéfiniment, si les fistules sont dues à des foyers osseux considérables dans la jointure. On peut donc admettre d'une manière générale, que lorsque l'articulation présente peu de gonflement, la maladie a une plus grande tendance à la guérison que là où la tuméfaction est notable, où il y a formation d'abcès. Mais cette règle est sujette à de nombreuses exceptions, et ce qui le prouve, c'est qu'en l'absence de presque tout gonflement, il existe parfois des infarctus tuberculeux considérables dans les os.

Une autre circonstance qui complique la marche et assombrit le pronostic, c'est que les soi-disant guérisons, ainsi que nous l'avons déjà dit à plusieurs reprises, ne sont pas des guérisons réelles, c'est que la tuberculose ne fait que couver, rester latente dans un foyer osseux en un point limité de la synoviale, pour se réveiller après un temps très long, voire après un grand nombre d'années.

Si donc on veut être sincère, il faut reconnaître qu'on est fort embarrassé de fixer la durée de n'importe quel cas, même de ceux qui paraissent le plus inoffensifs, et de répondre à cette autre question : l'affection tuberculeuse de l'articulation est-elle éteinte ou non ? Nous envions les médecins qui, au bout de six mois, d'un an, ont obtenu par une méthode quelconque de traitement, la guérison d'une arthropathie tuberculeuse, mais quant à nous, nous devons avouer que nous ne sommes pas de ces hommes fortunés !

Comme nous l'avons dit, la forme fongueuse sèche est celle qui permet plus que toute autre de porter un pronostic approximativement exact, c'est-à-dire qu'elle autorise l'espoir plus ou moins fondé de voir le processus morbide complètement éteint dans 2 à 3 ans, pourvu qu'on institue un traitement approprié ; il est vrai que cette guérison ne se fera qu'au détriment de l'intégrité anatomique, et par conséquent du mécanisme de l'appareil articulaire. Mais il ne faut jamais perdre de vue que la forme de la maladie peut changer et renverser le pronostic porté antérieurement, et qu'en outre le diagnostic n'est pas toujours certain, que sous le masque d'un synovite fongueuse sèche, peut se cacher une ostéopathie grave, des séquestres tuberculeux, surtout à la hanche. A ce point de vue, il est très difficile de répondre à cette question : *A quels signes reconnaît-on qu'une arthrite tuberculeuse est complètement guérie?* Car il est extrêmement rare qu'après la guérison, la jointure soit tout à fait intacte. Si toutefois le cas venait à se présenter, on considérera la guérison comme parachevée s'il y a absence de douleur et que les fonctions se rétablissent complètement. Mais si cette *restitutio ad integrum* ne se produit pas, s'il reste des troubles de la motilité, des contractures, des positions vicieuses, c'est, indépendamment de la disparition du gonflement et de la cicatrisation des fistules, surtout la persistance ou la cessation de la douleur locale qui sert d'élément d'appréciation au médecin. Si une articulation tuberculeuse dégonfle complètement, si la douleur s'évanouit peu à peu, au point que ni la pression locale sur la jointure aux endroits typiques, ni le poids du corps pendant la fonction du membre, ne déterminent de la douleur, et que cet état se maintient pendant un certain temps, malgré l'usage prudent du membre, on peut admettre que la guérison est complète. Si au cours de la guérison, on a eu soin de donner à l'articulation une bonne position moyenne, et surtout d'éviter des attitudes vicieuses qui la placeraient dans une position anti-physiologique (genu valgum et autres déformations semblables), ou bien si l'on a fait disparaître à temps une déformation existante, dans ces cas on peut espérer en règle générale conserver un membre assez utile. Il ne faut pas oublier cependant que si la maladie s'est déclarée de bonne heure et a pris de grandes proportions, il y a souvent un raccourcissement considérable par arrêt de croissance ou à la suite de la destruction des extrémités osseuses. Il est rare qu'il se produise une *ankylose complète de l'articulation*, et encore cela n'arrive-t-il que lorsqu'il y a eu longtemps de la suppuration et des fistules. Souvent les mouvements se rétablissent peu à peu plus ou moins complètement. Malgré la destruction d'une partie, parfois même des 2/3 et au delà, de la surface articulaire, il se forme un nouveau mécanisme, avec le secours de tout petits restes de cartilage diarthrodial. Grâce aux mouvements exécutés par le membre, les surfaces cartilagineuses s'adaptent à des excursions de plus en plus étendues, sur leurs limites il se fait une nouvelle production de tissu cartilagineux, les mouvements deviennent plus libres. S'il y a des restes de cartilage en plusieurs points de la jointure, il n'est pas rare qu'il se forme ainsi une nouvelle articulation assez complète et très sûre par sa position même. D'autres fois le foyer tuberculeux est enkysté de bonne heure, grâce à une inflammation adhésive dans son voisinage. C'est surtout au genou qu'on remarque chez les enfants que des affections osseuses graves, d'un côté de l'articulation, sont isolées de si bonne heure par suite de fortes adhérences circonvoisines que, tandis que le condyle interne est sérieusement atteint, le condyle externe reste intact. Il se forme en quelque sorte dans le sac synovial une cloison fibreuse qui sépare la partie malade de la partie saine.

Si nous étions à même de reconnaître ce qui se passe à l'intérieur d'après l'aspect extérieur et les autres conditions de l'articulation, nous pourrions aussi porter un pronostic au moins approximatif. Mais nous avons vu qu'un diagnostic aussi exact n'est que rarement possible, et que ce n'est que dans certaines formes déterminées de la maladie que nous pouvons prévoir avec plus ou moins de vraisemblance une marche assez favorable. Il existe toutefois des formes qui se comportent de façon à faire prévoir que la marche en sera excessivement lente, traînante, progressive, et où le pronostic, *quoad vitam*, reste pour le moins douteux. Ce sont celles où il existe un fongus qui engendre rapidement la tuberculisation de l'articulation, avec tendance au ramollissement et à la dégénérescence caséeuse; ce sont en outre les synovites où il se forme une suppuration étendue. Au point de vue du pronostic et du traitement, ces formes sont beaucoup plus graves que celles qui ont été décrites ci-dessus.

Il va de soi que le pronostic des arthrites fongueuses chez les enfants est beaucoup plus favorable que chez les adultes. Cette proposition n'a rien qui doive nous surprendre, si nous nous rappelons que le fongus articulaire est au fond une affection tuberculeuse. On sait en effet que la tuberculose d'autres organes guérit en général beaucoup plus facilement chez les enfants que chez des individus plus âgés, ainsi qu'on pourra s'en convaincre facilement en faisant une statistique comparée des affections tuberculeuses chez les sujets jeunes et chez ceux âgés de plus de trente ans.

§ 38. Jusqu'à présent nous n'avons parlé que du pronostic de l'affection locale, sans nous occuper du danger que cette dernière présente pour la vie du patient. Dans l'histoire clinique de la maladie, nous avons considéré tous les points essentiels de cette face de la question. Nous avons dit que ce n'est que dans un petit nombre de cas que les affections articulaires tuberculeuses doivent être considérées comme primitives et comme existant *per se*, que d'ordinaire elles sont de nature métastatique et doivent leur existence à des foyers tuberculeux d'autres organes. Il en résulte que le danger dont la vie du patient est menacée, dépend de beaucoup d'autres éléments que de l'affection articulaire. Néanmoins il faut reconnaître qu'un certain nombre de malades succombent à une tuberculisation générale qui a son point de départ dans l'articulation. Sous ce rapport, il faut surtout craindre les abcès froids et les formes caséeuses très molles. Mais un nombre beaucoup plus considérable de patients succombent à des affections tuberculeuses d'autres organes, tels que poumons, reins, etc. C'est ainsi qu'il arrive que si, au bout d'un certain nombre d'années, on fait le dénombrement de ceux qu'on a opérés ou soumis à un traitement conservateur, leurs rangs sont forts éclaircis : la tuberculose constitutionnelle en a enlevé un grand nombre. Billroth a calculé que dans une période d'observation de 16 ans, environ 16 °/₀ de tous les cas de tumeurs blanches sont morts de tuberculose. Quant à nous, dans un espace de quatre ans environ, nous avons constaté sur 117 opérés une mortalité de 16 °/₀ environ. On est précisément occupé à l'heure qu'il est, à la clinique de Goettingue, à faire un travail aussi exact que possible sur cette matière, mais nous ne croyons pas que les conclusions en diffèreront beaucoup des résultats que nous venons d'indiquer. Mais abstraction faite des dangers que la *tuberculose* présente pour la vie, il y en a encore d'autres résultant de la *suppuration*. Un nombre assez notable de patients succombe même encore aujourd'hui à une fièvre hectique chronique, se développant à la suite des fistules articulaires, et une autre partie est enlevée par les affections des grandes glandes abdominales consécutives à une suppuration prolongée (foie et reins, etc.). Mais ces derniers sont en minorité.

Dans le chapitre suivant nous reviendrons sur la question de savoir quelle influence le traitement exerce sur le pronostic de l'arthrite tuberculeuse.

TRAITEMENT DES AFFECTIONS TUBERCULEUSES DES OS ET DES ARTICULATIONS.

§ 39. Depuis qu'il a été reconnu que la tumeur blanche rentre dans le cadre de la tuberculose, il est tout naturel que le traitement de cette localisation de la maladie soit subordonné aux mêmes règles générales que celui de toutes les autres localisations de la tuberculose. Au surplus depuis longtemps la thérapeutique, guidée par un heureux instinct, a devancé les découvertes de l'anatomie pathologique et a dirigé contre les tumeurs blanches le même traitement général que contre la tuberculose en général. Le traitement idéal de la maladie localisée dans les os et les articulations serait donc le même que celui qu'on s'efforce de trouver pour combattre la tuberculose des poumons, des reins et d'autres organes, c'est-à-dire un traitement ayant pour but la destruction de l'agent infectant, des bacilles et de leurs spores dans l'organisme au moyen de spécifiques.

Depuis longtemps on cherche de semblables remèdes, mais jusqu'à présent en vain. Les médicaments les plus variés ont été essayés, mais pour des motifs faciles à comprendre, les médecins se sont toujours de nouveau adressés à ceux qu'ils savent pertinemment posséder une action « *altérante* », et avoir été reconnus comme réellement efficaces dans des maladies ayant de l'analogie avec la tuberculose, notamment sous le rapport étiologique. Parmi eux nous nommerons en première ligne l'Iode, le mercure et l'arsenic, ce dernier ayant déjà été employé à maintes reprises et remis de nouveau en honneur par Buchner. L'Iode et l'arsenic ont été soumis par nous à mainte épreuve dans ces dernières années, et je renverrai sous ce rapport à ce que j'en ai dit dans les observations de thérapeutique qui se trouvent à la fin de mon travail clinique sur la Tuberculose des Articulations, publié en 1878. J'ai continué les expériences avec l'arsenic sous forme de teinture de Fowler dont j'ai parlé à cette occasion. *Je n'ai pas trouvé un seul cas où j'aie pu constater que l'arsenic ait exercé une action favorable ou défavorable durable sur la marche de la maladie, soit dans les articulations, soit à la peau, soit dans les reins.* Parfois j'ai cru apercevoir une amélioration, mais bientôt la marche ultérieure de la maladie m'apprenait qu'il était absolument faux de l'attribuer à l'arsenic, qu'il fallait plutôt la mettre sur le compte de la marche atypique de la maladie. Je serais plutôt disposé à attribuer une certaine efficacité aux préparations iodées, surtout à l'iodure de fer, remède que j'ai également employé à maintes reprises et chaque fois pendant assez longtemps, parfois avec succès : il est vrai qu'il n'était pas prouvé que cet effet fût attribuable au médicament. Mais si ces divers moyens sont d'une efficacité douteuse, les autres, tels que l'huile de foie de morue, les bains salins, le séjour au bord de la mer, ne sont pas plus sûrs. Il est possible que ces derniers exercent une action salutaire, peut-être en modifiant la constitution, en soustrayant les patients à des influences délétères pendant la durée du traitement, etc. Mais ce qui rend invraisemblable *à priori* une action spécifique du séjour au bord de la mer sur la tuberculose, c'est que, du moins dans les localités de la Baltique que je connais, il y a tout autant de cas de tuberculose que chez nous dans les contrées éloignées de la mer. J'ai toujours regretté de n'avoir pas eu l'occasion d'envoyer des patients atteints de tuberculose articulaire dans les lieux élevés, tels que Davos, Goerbersdorf et autres semblables. Si, comme il faut bien l'admettre, il est vrai que la tuberculose n'existe pas dans ces localités et qu'une partie des poitrinaires qu'on y envoie guérissent rapidement, il n'y a pas de raison de ne pas admettre que l'air que les patients y respirent ne puisse aussi exercer son action par l'intermédiaire du sang sur d'autres formes de tuberculose que sur celle qui a son siège dans les poumons. Il y aurait donc lieu de tenter un essai dans ce sens chez les personnes dont l'état de fortune le permet.

Si donc le résultat des tentatives faites jusqu'à présent pour guérir la maladie confirmée est loin d'être encourageant, nous ne devons pas nous lasser de chercher toujours de nouveau des moyens pour atteindre le but proposé. Malheureusement les efforts faits par les médecins dans ce sens sont également restés assez infructueux jusqu'ici, et nous autres chirurgiens, nous pouvons d'autant plus nous abstenir de poursuivre ces recherches, que ceux qui s'occupent du traitement de la tuberculose d'autres organes sont mieux à même de faire des observations dans ce sens et de poser des règles, que le chirurgien qui ne s'occupe que de la tuberculose des articulations. Il va de soi que des patients atteints de cette affection doivent être placés dans les meil-

leures conditions de nutrition possibles, qu'on doit leur donner un régime animal abondant, ainsi que du vin et de la bière, les placer dans un bon air et leur procurer le séjour au grand air. Assez souvent on voit, sous l'influence d'un tel régime, des individus jusqu'alors misérables reprendre des forces et de la santé, et l'on voit même dater de ce moment le début de la guérison des lésions locales.

Mais de tout ce qui précède, il résulte que nous ne connaissons ni un remède spécifique ni un mode de traitement qui puisse détruire la tuberculose en agissant sur l'ensemble de l'organisme par l'intermédiaire du sang. Jusqu'à présent nous n'avons pas trouvé de spécifique antituberculeux comparable à l'iode contre la syphilis, à la quinine contre la fièvre intermittente.

Nous en sommes donc réduits au *traitement local* de la tuberculose, et sous ce rapport le chirurgien se trouve dans une situation plus favorable que le médecin; car il a à sa disposition toute une série de moyens et d'opérations qui contribuent à hâter la guérison du processus morbide et qui sont de nature à détruire le mal dans les endroits accessibles.

§ 40. Parmi les moyens qui peuvent exercer une action salutaire sur la marche de l'affection, nous citerons en première ligne le *repos absolu*. Si d'une part il est inadmissible d'attribuer à l'immobilité une action délétère directe sur le bacille de la tuberculose, il est d'autre part hors de doute que, dans un grand nombre de cas, elle atténue les symptômes et contribue à amener une terminaison relativement prompte. Ce sont précisément les formes qui présentent une tendance au ramollissement et aux abcès où le repos, l'éloignement de toute irritation fonctionnelle de l'articulation maintiennent la maladie dans des limites modérées, et favorisent ainsi la guérison par la formation d'un tissu cicatriciel rétractile. Quel chirurgien n'a vu de ces cas où le gonflement et la sensibilité cédaient rapidement au repos absolu, où des abcès déjà existants ou sur le point de se former, disparaissaient. Aujourd'hui encore nous sommes d'avis que dans la plupart des cas un *bandage plâtré, appliqué sur un membre placé dans une bonne position*, répond le mieux à cette indication, d'autant plus qu'on peut y ajouter souvent un autre moyen mécanique efficace : la *compression circulaire uniforme*. La *compression* de l'articulation malade, à moins qu'il ne s'agisse d'abcès volumineux visibles, nous a rendu souvent de si bons services que nous la considérons avec conviction comme un des moyens les plus sûrs de la chirurgie conservatrice, qu'on la pratique à l'aide d'emplâtre agglutinatif, de bandes de flanelle, ou de bandages. Une condition indispensable de tout traitement lorsqu'il existe une contracture, c'est de donner au membre une position convenable pour qu'il puisse servir plus tard, car on ne sait jamais si la guérison sera assez complète pour lui rendre toute sa mobilité. Une des principales parties de la mission qui incombe au traitement conservateur, consiste donc à *corriger les positions vicieuses, les contractures des articulations*. Sous ce rapport l'*extension au moyen de poids* joue un grand rôle, particulièrement dans le traitement des arthrites de la hanche et du genou. Mais là n'est pas le seul avantage de ce mode de traitement : il immobilise en outre la jointure et fait cesser la pression des surfaces articulaires l'une contre l'autre; beaucoup de coxalgiques ne sont exempts de douleur qu'aussi longtemps qu'ils portent un poids à l'extrémité du membre. Une fois la contracture guérie, nous préférons en général un appareil immobilisateur à l'extension. Nous ne pouvons pas examiner ici ces questions en détail, puisqu'elles n'appartiennent pas exclusivement au traitement des arthropathies tuberculeuses. Nous ajouterons que nous rangeons encore parmi les moyens à employer, le *redressement forcé* et le *redressement progressif*. Nous y reviendrons en traitant des articulations en particulier (hanche).

Le *redressement forcé* augmente parfois l'inflammation ou donne lieu à un abcès. Mais ce n'est pas la règle, et si l'on accorde à l'articulation le repos nécessaire après l'opération en appliquant un appareil plâtré, nous serions plutôt disposé à croire que souvent la guérison s'opère ensuite plus rapidement. Cela concorde aussi avec une observation qu'on peut faire parfois, à savoir : qu'une tumeur blanche guérit rapidement si le patient se fait accidentellement une fraction articulaire. Nous avons observé ce phénomène plusieurs fois au genou. Le processus aigu auquel la fracture donne lieu peut dans ce cas favoriser la guérison du fongus par la rétraction cicatricielle qu'il détermine.

Notre expérience en ce qui concerne les effets du *massage* dans l'arthrite tuberculeuse n'est pas considérable, et elle n'est pas non plus favorable. A plusieurs reprises nous avons vu qu'après un emploi énergique de ce moyen, des formes bénignes se modifiaient, il survenait du ramollissement et de la suppuration, de sorte qu'en thèse générale nous le déconseillons pour le moment. Quant à l'emploi de frictions médicamenteuses, au moyen de pommades iodées ou hydrargyrées, nous les considérons en général comme inefficaces, parfois cependant on ne peut s'en passer; nous dirons la même chose des badigeonnages de teinture d'iode et de l'application du froid.

Autrefois nous avons conseillé les injections médicamenteuses hypodermiques dans les tissus malades (acide phénique, d'après Hüter). Mais en ce qui nous concerne, nous avons eu de si nombreux insuccès que nous en sommes entièrement revenu.

Nous devons donc, contrairement à notre recommandation première, déconseiller comme inefficaces les applications intra-articulaires d'acide phénique et d'autres remèdes semblables.

§ 41. Nous n'avons parlé jusqu'ici que du traitement qu'on doit qualifier de *traitement conservateur*, et consistant en principe à s'abstenir de toute intervention active. Dans cet ordre d'idées on se contente de poser d'une manière générale le diagnostic vague de tuberculose, sans se demander si ce sont les os ou la synoviale, ou tous les deux, qui sont malades; on ne tient pas compte du temps que peut durer le processus, on ne se demande pas même si le traitement institué peut amener la guérison, ce qui, ainsi que nous l'avons vu du reste, est pour ainsi dire impossible dans nombre de cas. Enfin on néglige la question de savoir si la maladie au cours de la guérison, ou plutôt du traitement, — tous les cas n'étant pas curables, — ne menace pas la santé générale ou la vie du patient.

Il est certain que par cette méthode on guérit un assez grand nombre de malades et qu'on leur conserve beaucoup plus souvent des membres très utiles que par les méthodes plus radicales. Nous avons vu quantité de patients qui conservaient à peine une trace de troubles fonctionnels dans l'articulation affectée. Il ne viendrait donc à l'idée de personne d'instituer un traitement plus actif si la guérison de la maladie se faisait d'après un type déterminé, et s'il n'existait pas des cas défavorables, n'ayant aucune tendance à la guérison. A diverses reprises déjà nous avons dit que les formes que nous considérons comme favorables exigent 1-3 ans pour la guérison. Les cas qui se rétablissent rapidement, — on entend et l'on voit parler de guérisons opérées en quelques mois de temps, — nous ont toujours paru douteux, soit au point de vue du diagnostic, soit au point de vue de la guérison radicale. Une guérison si rapide ne trouve pas d'analogie dans la marche de la tuberculose dans d'autres organes.

Parmi les formes qui guérissent plus ou moins rapidement et avec un bon résultat fonctionnel, il faut compter les groupes suivants, en se rappelant toutefois qu'une terminaison favorable ne s'observe guère que dans le jeune âge.

1. Fongus synovial léger avec gonflement modéré et gêne modérée des mouvements. Nous laissons de côté la question de savoir s'il s'agit d'une affection primitive de la synoviale ou d'une complication consécutive à une affection des os avec petits séquestres tuberculeux.

2. La tuberculose à forme végétante sèche, répandue par foyers diffus sur les surfaces articulaires et les détruisant. Là aussi il y a peu de gonflement; il y a même plus : la maladie détermine assez souvent, par exemple à l'épaule, au genou et à la hanche, chez des individus jeunes, une atrophie des extrémités articulaires et des parties molles circonvoisines. Au point de vue des effets fonctionnels, cette forme ne ressemble naturellement pas à la première. Car tandis que dans celle-ci les extrémités articulaires conservent leur forme ainsi que leur revêtement cartilagineux, et que même la synoviale, rétractée après la guérison, s'étend et s'assouplit souvent de nouveau au point de n'opposer aucun obstacle même à des mouvements étendus, dans cette seconde forme on voit au contraire survenir de bonne heure du raccourcissement, et assez souvent des entraves considérables à la mobilité du membre. Cet effet est la conséquence naturelle du fait que la maladie s'attaque précisément aux extrémités articulaires et détermine une rétraction rapide de la capsule articulaire. Mais même dans ces circonstances il peut arriver, surtout chez les enfants, qu'avec le temps le mécanisme articulaire se perfectionne de nouveau notablement. Si l'on examine ces articulations après la mort, on constate souvent qu'il suffit d'un petit reste de cartilage sur les surfaces articulaires pour reconstituer un appareil articulaire (§ 37, à la fin). C'est surtout au *genou* et à la *hanche* que cela a été observé.

Dans ces deux formes l'apparition d'abcès circonscrits, l'augmentation du gonflement et des douleurs au cours du traitement, ne nécessitent pas des changements immédiats dans la méthode suivie jusqu'à ce moment. Assez souvent ces petits abcès disparaissent par le repos et la compression, de même que la douleur. Que si même les abcès ne disparaissent pas, pourvu qu'ils ne s'étendent pas trop, on peut encore reprendre l'ancien traitement, une fois le pus évacué.

3. Même quand on a affaire à une tumeur blanche très avancée, pourvu qu'il n'existe pas de suppuration étendue dans l'articulation, il faut continuer le traitement conservateur, du moins pendant quelque temps, et n'avoir recours à une intervention plus active qu'après s'être convaincu de l'inefficacité de l'autre ou que si l'on voit que malgré tous les efforts la maladie progresse, s'il survient des douleurs vives,

un déplacement considérable des surfaces articulaires, une suppuration abondante, et que l'état général devienne tel qu'il y ait du danger à persévérer dans cette voie.

En semblable occurrence il est souvent difficile de s'arrêter à un parti, d'autant plus qu'il n'est pas rare que la décision à prendre ne dépende pas de la maladie seule, mais de circonstances accessoires qui y sont tout à fait étrangères. En effet, si à un moment donné nous renonçons à la méthode conservatrice, nous n'entendons pas du tout dire par là que le cas en question ne *puisse* pas guérir sans intervention chirurgicale. Ce qui nous force à prendre le couteau en main dans tel ou tel cas, et, *nous insistons là-dessus, dans la majorité des cas pour le bien du patient*, — car souvent l'opération nous fait découvrir dans l'articulation des lésions qui ne pourraient pas guérir, ou du moins ne pourraient guérir que très difficilement, — ce qui, dis-je, nous force à agir, ce sont souvent les circonstances extérieures où se trouve le patient. Supposons par exemple que nous ayons en traitement un ouvrier, dont toutes les ressources sont épuisées ; depuis plus d'un an on traite un coude, un genou, etc. d'après les règles de l'art par la méthode conservatrice : on ne voit pas de progrès ; au contraire, la maladie s'aggrave. Dans ces conjonctures ce sont souvent uniquement les circonstances matérielles qui commandent de pratiquer une opération laquelle *offre beaucoup de chances de rendre l'homme à son travail dans un temps dont on peu approximativement calculer la durée.* Cette ligne de conduite doit être adoptée, même si l'acte opératoire présentait un certain danger pour la vie, ou que les fonctions du membre venaient à être plus ou moins altérées, plus que si l'on avait persisté dans le traitement conservateur. Au surplus nous répétons que dans ces circonstances nous avons presque toujours pu constater, en faisant l'incision exploratrice, que la guérison ne se serait plus opérée, surtout pas avec conservation de l'intégrité des fonctions du membre. Cela n'empêche cependant que dans de semblables cas on aurait continué pendant quelque temps encore le traitement conservateur chez une personne dans l'aisance.

4. Nous avons déjà exposé en détail quelle est la conduite à tenir contre l'hydropisie articulaire tuberculeuse (§ 27 et suiv.). Nous n'avons pas vu jusqu'à présent de cas guéris par un simple traitement conservateur ; néanmoins dans la pratique on fera d'abord l'essai de cette dernière méthode, à cause du caractère en apparence peu grave de la maladie.

Il est presque impossible de dire quel est le nombre d'arthrites tuberculeuses qui guérissent sous l'influence du traitement conservateur. Si le chiffre des guérisons n'est pas beaucoup plus élevé qu'on ne suppose d'ordinaire *a priori*, cela tient, ainsi que nous ne nous lassons de le répéter, à l'incertitude du diagnostic. Plus d'un cas qui paraissait d'abord n'être qu'une tumeur blanche légère, se révèle par la suite comme une ostéite tuberculeuse grave, et plus d'un cas où il paraissait d'abord y avoir une tendance à la formation d'un tissu cicatriciel, change de nature et donne tout à coup lieu à une suppuration étendue. Même nos statistiques les plus consciencieuses ne fournissent à cet égard aucunes données certaines. Car plus d'un patient renseigné dans nos registres comme guéri, s'est présenté chez un autre médecin avec une récidive, et comme ces récidives sont fréquentes, cela altère notablement les chiffres. Si même on s'adresse aux patients eux-mêmes, on n'aura pas toujours des renseignements dignes de confiance, pour des raisons faciles à comprendre.

§ 42. Avant de dire en quoi doit consister l'intervention chirurgicale dans les *cas plus ou moins graves*, nous examinerons au préalable la question de savoir si le chirurgien doit se décider à un acte opératoire *à raison du danger* que la *tuberculose comme telle présente pour la vie du patient.*

Pendant un certain temps on a attribué une importance exagérée à cette indication : qu'il faut supprimer un foyer tuberculeux afin de préserver le patient du danger d'une infection générale secondaire. *En ce qui concerne les affections des os et des articulations, nous sommes d'avis qu'il vaudrait mieux abandonner cette indication.* Il n'y a que très peu de cas où le danger d'infection soit assez grand pour nous décider à lui seul à intervenir, et lorsque cela arrive, *les raisons tirées de l'état local* suffisent pour justifier une opération. Nous nous sommes efforcé (§ 18) de déterminer dans combien de cas soumis à l'autopsie il y a eu *tuberculose articulaire seule*, sans tuberculose d'autres organes, et nous avons constaté que cela n'arrive à peu près que dans 21 °/₀ des cas. Ce n'est donc tout au plus qu'un effet du hasard si nous parvenons à empêcher, par l'extirpation d'un des foyers, l'éclosion d'une tuberculose miliaire généralisée. Mais nous avons démontré en outre que cette dernière éventualité ne se réalise en somme que bien rarement, et ne doit par conséquent pas entrer en ligne de compte, attendu que depuis que nous dirigeons la clinique chirurgicale de Gœttingue, nous n'avons rencontré sur des milliers de cas de tuberculose articulaire que 16 cas de tuberculose miliaire aiguë se terminant par la mort (§ 24).

Nous ne prétendons naturellement pas que ce chiffre comprenne tous les cas, car il doit y avoir des patients qui ont succombé à la tuberculose généralisée après leur retour dans leurs foyers. Mais pour des raisons faciles à comprendre, il n'est presque pas possible de faire des relevés absolument sûrs, attendu que ce n'est que rarement le médecin, mais ordinairement les membres de la famille ou d'autres personnes étrangères à la médecine, qui répondent aux demandes de renseignements. Cette question sera examinée plus en détail dans le travail qui sera prochainement publié par M. le Dr Willemer sur la résection de la hanche et du genou.

Mais il existe encore un autre argument d'un très grand poids contre la légitimité d'une intervention chirurgicale comme moyen prophylactique de l'infection constitutionnelle : c'est que dans quelques-uns des 16 cas mentionnés ci-dessus, il paraît très probable que cette phase finale de la maladie a été favorisée, sinon directement provoquée, par l'opération et par elle seule. Si l'on ajoute à cela que les cas qui présentent le plus grand danger de généralisation sont aussi ceux où l'état local impose l'intervention chirurgicale, on est certainement autorisé à énoncer cette règle : *Que le chirurgien ne doit intervenir dans la tuberculose des os et des articulations que si l'état local l'exige, et que le danger d'une infection tuberculeuse générale secondaire ne constitue pas une indication suffisante.*

Par contre il n'est pas rare que des complications d'une autre nature, telles que la septicémie et la pyohémie, la néphrite aiguë ou chronique, etc., fournissent cette indication.

Dans ces cas, c'est généralement l'amputation du membre qui s'impose.

§ 43. Voyons maintenant quels sont les cas où une *opération* est nécessaire pour guérir la tuberculose articulaire. Nous considérerons d'abord à un point de vue général tous les cas où l'intervention chirurgicale se produit sous une forme quelconque, soit qu'il s'agisse simplement de l'ouverture d'un abcès ou de l'extirpation d'un foyer circonscrit, soit qu'il faille réséquer l'articulation tout entière ou pratiquer l'ablation de tout le membre. Nous croyons devoir prévenir le lecteur que nous ne pourrons pas éviter de nous répéter de temps à autre. Ceux qui ont suivi notre exposé reconnaîtront avec nous qu'il serait facile de poser les indications des opérations graves, si l'on était à même, dans chaque cas individuel, de poser le diagnostic anatomo-pathologique exact. Tout le monde admettra sans peine que des patients atteints d'affections osseuses primitives graves, ainsi que ceux chez lesquels l'articulation est le siège de désordres secondaires étendus, n'ont que peu de chances de guérison, et qu'il est préférable de les opérer le plus tôt possible. Mais nous avons dit et répété constamment qu'il est impossible dans beaucoup de cas, et notamment au début de la maladie, de poser un diagnostic assez précis pour y baser une indication absolue.

A diverses reprises nous avons insisté sur ce point que les *formes ostéales graves*, dont la guérison radicale entreprise de bonne heure épargnerait au chirurgien beaucoup d'efforts inutiles, et au patient, beaucoup de temps et de douleurs, se cachent souvent sous le masque de processus légers, et que ce n'est que la longue durée du mal, les douleurs, la suppuration qui décident ces malades tardivement à se soumettre à une opération. Malgré cela nous n'hésitons pas à recommander ces formes en première ligne à l'action du chirurgien.

Tout foyer volumineux dans un os, au voisinage ou à l'intérieur de l'articulation, s'il a pu être diagnostiqué, ne peut être guéri que par une opération.

Sans doute de petits foyers peuvent guérir sans traitement opératoire; mais en ce qui concerne les foyers de grande dimension, il est impossible de fixer même approximativement le terme, — pour ne parler que de la durée, — endéans lequel ils parviennent à guérison. Mais ce qui échappe absolument à toute prévision, c'est la marche de cette forme d'ostéopathie que nous avons désignée sous le nom de nécrose tuberculeuse, d'infarctus ou de tuberculose infiltrée. Si dans des cas de ce genre l'articulation arrive parfois à jouir d'un repos apparent, cela n'est presque jamais de longue durée : elle reste douloureuse, et au cas le plus favorable, gravement altérée dans ses fonctions. Mais comme nous l'avons dit, il est ordinairement très difficile, sinon impossible, de poser à temps le diagnostic de ces processus. Pour y parvenir il faut tenir compte de la douleur localisée dans certains segments de l'os, on peut même dire que les douleurs vives sont particulières à cette forme; le diagnostic devient plus certain s'il existe un gonflement circonscrit, un amas de fongosités, une dépression apparente dans l'os. La certitude devient plus grande encore s'il se déclare un abcès dans les extrémités articulaires osseuses ou un gonflement notable du périoste, même en un endroit où d'habitude l'abcès articulaire ne se montre pas (voir § 36). Mais les formes les plus graves, celles où existent les grands foyers cunéiformes, sont précisément celles qui en règle générale échappent au diagnostic dans les premiers temps de la maladie. On ne peut les reconnaître avec quelque certitude que s'il existe une fistule allant jusqu'au séquestre. Très souvent on ne trouve ces foyers que lorsqu'on se voit forcé de renoncer au traitement conservateur (§ 41) et de recourir à l'exérèse.

§ 44. Dans beaucoup de cas l'indication d'une intervention chirurgicale est fournie par la *suppuration*. Nous ne parlons pas ici des incisions qui n'ont d'autre but que d'évacuer le pus et si possible d'obtenir la guérison d'une fistule sans opération grave : il en a déjà été question. Nous considérons une intervention chirurgicale comme indiquée toutes les fois qu'il existe un abcès articulaire volumineux, une *pyarthrose tuberculeuse* émanant de foyers osseux qui infectent rapidement la synoviale, ou d'une synovite tuberculeuse primitive. Nous savons que tous les efforts faits pour obtenir la guérison de ces lésions sans opération n'ont aucune chance d'aboutir. Nous verrons plus loin que l'incision simple de l'articulation, suivie de drainage, n'aboutit pour ainsi dire jamais à un résultat favorable.

Indépendamment de ces cas récents, nous voyons assez souvent des synovites compliquées de suppuration et de fistules existant déjà depuis des années, qui ne se modifient guère sous l'influence d'un traitement expectant. Dans ces cas il ne nous est pas toujours possible de découvrir d'une façon précise les causes de ce retard. Il peut y avoir une affection de la synoviale seule, sans que l'os soit sérieusement intéressé, ou ce qui est plus fréquent, il y a une affection primitive des os ou des désordres secondaires des surfaces articulaires. Nous savons que dans ces circonstances il est impossible de faire entrevoir la guérison au patient à moins de pratiquer l'ablation des parties malades. L'objection que les fistules se cicatrisent parfois encore après un grand nombre d'années, ou que certaines personnes se servent assez bien de leurs membres malgré la présence de fistules, a d'autant moins de valeur que chez ces patients le danger de voir surgir des troubles généraux secondaires qui les rendraient tout à fait incurables, augmente de jour en jour. Nous nous contenterons de rappeler ici la néphrite, la dégénérescence amyloïde des organes, le danger toujours présent de la septicémie.

Mais une intervention chirurgicale énergique est formellement indiquée lorsque la situation décrite ci-dessus se complique de symptômes indiquant des désordres étendus de l'appareil articulaire à la suite d'ulcérations secondaires des os (carie). Dans cette catégorie il faut ranger les cas désignés tantôt sous le nom de luxation spontanée, tantôt sous celui de carie des extrémités articulaires. Presque toujours on peut arriver à poser le diagnostic en se basant sur la déformation des articulations et des membres (raccourcissement, position vicieuse).

§ 45. Jusqu'à présent nous n'avons parlé que d'une manière générale des formes de tuberculose articulaire exigeant un traitement opératoire, sans chercher à déterminer quelle est l'opération qu'il convient de choisir dans un cas donné. A plusieurs reprises on a émis dans ces derniers temps l'opinion que lorsqu'on se décide à attaquer chirurgicalement une arthrite tuberculeuse, l'opération la plus radicale est la meilleure. Quelques chirurgiens ont même considéré comme insuffisante l'excision de l'articulation tout entière et déclaré que seule l'amputation, au-dessus de la jointure malade, offrirait des garanties suffisantes de guérison. Bien que nous reconnaissions que dans quantité de cas cette pratique est justifiée, nous ne pouvons l'approuver sous cette forme générale. Par exemple, l'amputation est indiquée lorsqu'un individu d'un certain âge, déjà porteur d'une *tuberculose grave* des poumons, des reins, etc., acquiert en outre une tuberculose ostéo-articulaire.

C'est pour le novice quelque chose de surprenant de voir comment de semblables patients se rétablissent souvent après une opération qui supprime promptement et radicalement le foyer articulaire, et même comment les symptômes de la maladie dans les autres organes s'amendent, comment l'appétit et la nutrition se relèvent. Au surplus l'amputation pratiquée dans les tissus sains, si elle est faite à l'aide de l'anémie locale et des précautions antiseptiques, est une opération de fort peu de gravité. L'amputation mérite également la préférence sur tout autre acte chirurgical lorsqu'une infection septique s'est déclarée dans une articulation malade, ou qu'une néphrite vient s'ajouter à une suppuration articulaire.

Mais si nous faisons abstraction des cas énumérés ci-dessus, nous sommes d'avis que le traitement opératoire de la tuberculose articulaire doit se borner *à enlever les portions malades de l'os et de l'articulation*, surtout à présent que nous possédons dans l'iodoforme un moyen qui favorise si bien la guérison. Même en écartant la question de l'amputation et en n'envisageant que la résection, je trouve que nous faisons un emploi trop fréquent de cette dernière. La technique de la résection s'est perfectionnée, les expériences sur le fonctionnement des articulations réséquées ont été faites surtout sur des articulations tuberculeuses : la conséquence en est que nous sommes peu à peu tombés dans l'illusion de croire que la résection typique est, si je puis m'exprimer ainsi, un remède spécifique contre l'arthrite tuberculeuse. Nous devons répudier cette manière de voir. La résection n'a de raison d'être que si elle est le *seul* moyen de débarrasser une articulation de ses foyers tuberculeux. C'est une conséquence de l'anatomie de l'appareil articulaire que, dans bien des cas, nous ne pourrons rendre une articulation accessible à un acte opératoire ayant pour but d'enlever les parties malades, qu'en excisant les extrémités osseuses; c'est pour cela que la résection restera malheureusement toujours un moyen nécessaire pour arriver à ce but. Mais notre devoir est d'épargner tout ce qu'il est possible d'épargner, et conséquemment nous pouvons assurer à ceux qui s'efforcent sérieusement de se conformer à ce principe, que notre expérience nous a appris que l'excision typique des articulations peut être évitée dans bien des cas, dont le nombre augmente de plus en plus à mesure que l'attention se porte sur ce point. Nous considérons donc comme une grave erreur la manie d'imaginer de nouvelles méthodes de résection, qui n'ont d'autre but que de sacrifier, dans un but de commodité, des os entiers, comme par exemple, la résection de l'articulation du pied qui commence par l'extirpation de l'astragale. *La règle qui doit nous guider dans toutes ces opérations, c'est d'épargner autant que possible toutes les parties de l'articulation dont l'extirpation n'est pas absolument commandée par la nécessité d'enlever tous les tissus malades.*

§ 46. Examinons maintenant les différentes formes sous lesquelles se produit l'intervention chirurgicale dans le traitement des affections ostéo-articulaires et en première ligne les opérations locales, en réservant les résections et les amputations pour plus tard.

Dans quelles circonstances, lorsqu'on a affaire à une arthrite compliquée de suppuration, peut-on se contenter de la simple incision de l'abcès modifiée suivant les circonstances?

En exposant l'histoire anatomo-pathologique et clinique de la tuberculose articulaire, nous avons dit qu'il y a des cas où des abcès circonscrits se développent, soit dès le début, soit au cours de la maladie, sous l'influence d'un agent nuisible quelconque, par exemple, si le patient s'est servi trop tôt du membre : nous voulons parler de ces cas, — pas trop défavorables en eux-mêmes — qui sont caractérisés par la formation de fongosités sèches. Nous avons dit en outre qu'une partie de ces abcès, qui se développent le plus souvent à l'intérieur des fongosités et sont par conséquent souvent extra-articulaires, ont une grande tendance à une métamorphose régressive sous l'influence d'un traitement approprié (repos, compression). C'est surtout chez les enfants que ces abcès se rencontrent parfois dans toutes les articulations et qu'il faut les inciser s'ils tardent à se résorber et à plus forte raison, s'ils prennent de l'accroissement. Mais il faut bien se garder d'ouvrir l'articulation et de faire la résection, dès l'apparition du premier abcès, car assez souvent il ne reste, après la simple incision de l'abcès, qu'une fistule qui se ferme au bout de peu de temps et la guérison de l'arthrite continue à se faire sans interruption.

Nous verrons plus loin dans quelles circonstances la simple incision ne suffit pas, et quand il faut avoir recours à d'autres mesures pour détruire les foyers tuberculeux. Nous ajouterons seulement ici que dans la tumeur blanche *à forme molle* on peut, du moins à titre d'essai, commencer par inciser seulement l'abcès, à condition qu'il ne soit pas trop volumineux et que l'état de santé du patient le permette.

Le *manuel opératoire* pour l'incision de ces abcès est fort simple. On divise la peau sur une longueur qui varie suivant les dimensions et la profondeur de l'abcès, mais jamais moins de deux centimètres, plutôt trop que trop peu ; on pénètre ensuite dans la profondeur en agissant par la voie mousse, — à moins que l'abcès ne soit superficiel, — on écarte les muscles sans les diviser transversalement, et comme on arrive souvent dans le voisinage des gros vaisseaux, il est préférable d'ouvrir aussi l'abcès au moyen d'instruments mousses. On enfonce donc une sonde cannelée dans la cavité purulente, on glisse une pince à anneaux dans la cannelure, et l'on élargit l'ouverture en écartant les branches de l'instrument. Si la sonde ne réussit pas à se frayer un chemin, on fait une ponction avec un bistouri pointu et par cette boutonnière on introduit la pince. On dilate l'ouverture suffisamment pour que le doigt y puisse pénétrer ; on explore l'abcès au point de vue de ses dimensions, de ses rapports avec l'articulation ou de ses communications avec des foyers osseux, on gratte avec le doigt ou avec la curette les fongosités tuberculeuses qui en tapissent les parois, ou l'on peut aussi les enlever avec une éponge montée, manœuvrée avec vigueur. Cela fait, on décide s'il y a lieu de faire des contre-ouvertures, et dans l'affirmative, on fait saillir au moyen du doigt ou d'une forte sonde, l'endroit où l'on veut la pratiquer. Grâce à l'emploi de l'iodoforme, nous ne sommes plus forcés de veiller si strictement à ce que les drains soient placés à la partie la plus déclive, parce que d'ordinaire il n'y a plus guère de suppuration après cette opération, *si elle a été faite avec les précautions antiseptiques les plus rigoureuses.* Mais pour que cela ait lieu, il est nécessaire d'introduire l'iodoforme dans la cavité après en avoir enlevé jusqu'au dernier vestige de membrane pyogénique, et de frotter le médicament sur les parois. Ensuite on introduit au moins un drain dans l'ouverture et l'on applique un bandage antiseptique.

Les indications que nous avons posées ci-dessus pour l'incision des abcès articulaires, sont les seules que nous admettions. Dans les autres cas, par exemple, lorsque toute l'articulation est remplie de pus, qu'il y a abcès froid, nous ne faisons plus, du moins à l'heure qu'il est, la simple incision, parce que le drainage de l'articulation, tel que nous l'avons d'écrit, nous a donné le plus souvent dans ces cas de mauvais résultats. Néanmoins nous admettons qu'on puisse être forcé exceptionnellement, surtout chez les enfants, à essayer cette méthode. La raison pour laquelle on n'obtient généralement rien dans ces cas, c'est que la synovite tuberculeuse est trop diffuse et *la tendance à la dégénérescence caséeuse des tubercules* trop marquée. Chez les enfants on emploie alors tantôt la résection, tantôt l'incision ; cette dernière doit être assez large pour qu'on puisse examiner et exciser toutes les portions malades de la synoviale. Mais chez les enfants on attend le plus longtemps possible avant de pratiquer la résection, et nous verrons plus loin, en parlant des articulations en particulier (pied, genou), que cela est souvent possible. Chez les individus d'un certain âge, par contre, une incision même large, et l'extirpation de la synoviale ne suffisent presque jamais. Il faut alors pratiquer la résection et assez souvent même l'état général de ces malades est tel que l'amputation seule peut les sauver (voir plus haut).

§ 47. Une pratique encore fort répandue, c'est de tenter la guérison des *fistules tuberculeuses*, après les avoir préalablement élargies, en enlevant au moyen de la curette les fongosités des parois, des tissus ambiants et de l'os. Nous avons presque entièrement renoncé à cette méthode. Non pas que nous ne cherchions une fois en passant à obtenir la guérison au moyen de ce mode de traitement assez simple, lorsqu'on a lieu de croire que la maladie n'est pas bien étendue, ou même lorsqu'il s'agit de petites articulations (doigts, orteils) ; nous l'employons encore fort souvent lorsque, après des opérations radicales, surtout des résections, les fongosités viennent pulluler de nouveau dans les trajets restés ouverts. Mais en présence des mauvais résultats obtenus dans un grand nombre de cas, et d'où il ressort que même après une guérison apparente, on voit presque toujours survenir la récidive, nous avons renoncé à l'employer dans le traitement des fistules des grandes articulations. En outre nos connaissances sur l'anatomie des articulations et sur l'anatomie pathologique de ces ostéo-arthropathies nous interdisent l'emploi trop général d'un mode de traitement aussi imparfait.

Pour pratiquer avec succès le traitement local de cette maladie, il faut avant tout qu'il puisse se faire sous le *contrôle des yeux*. Ce n'est qu'ainsi que nous serons à même de découvrir et d'extirper les véritables sources du mal. Or nous ne pouvons arriver à ce but en introduisant simplement la curette dans une fistule et en râclant à l'aveugle tout ce qu'on peut atteindre et qui cède à l'action de la curette. Personne n'ignore que ce n'est pas l'indice d'un état morbide, même pour l'os, qu'on puisse le couper au couteau ou le râcler avec la curette. Très souvent, même lorsqu'il ne s'agit que de tout petits foyers tuberculeux ou que la synoviale seule est malade, le tissu osseux voisin est si malacié qu'on ira bien au delà des limites du mal si l'on enlève tout ce qui se laisse entamer par la curette; d'autre part, le séquestre tuberculeux peut être tellement dur qu'il résiste à l'action du couteau ou de la curette. Il est donc nécessaire que dans toutes les opérations dirigées contre des fistules de quelque importance, de même que dans celles où l'on suppose l'existence d'autres foyers tuberculeux osseux, toute la région malade soit mise largement à découvert.

Pendant ces dernières années, nous avons porté notre attention sur ces opérations qui ont toutes pour but de rechercher et d'extirper les foyers locaux, sources véritables de la maladie, et surtout ceux qui sont situés dans l'os, et les bons résultats que nous en avons retirés nous ont satisfait de plus en plus. Partant de l'idée qu'il fallait en première ligne en faire l'application dans les affections osseuses sans connexion avec les articulations ou dans celles qui sont situées au voisinage des articulations, nous en avons peu à peu étendu l'emploi et les avons même pratiquées dans un assez grand nombre d'affections osseuses intra-articulaires. Chez les enfants notamment, les résultats obtenus par cet acte opératoire relativement si simple, et qui n'altère en aucune façon l'intégrité de la jointure, nous ont extraordinairement satisfait. Mais en outre chez des individus plus âgés nous avons pu conserver l'articulation dans un assez grand nombre de cas, en ouvrant la cavité articulaire pour en enlever les parties malades; au besoin même, après avoir pratiqué l'arthrotomie, nous agissions avec la gouge et le maillet; et ce n'est certes pas un défaut de la méthode, qu'elle ne soit pas applicable à tous les cas. La possibilité d'arriver à un diagnostic exact augmente avec le nombre de cas opérés; on apprend peu à peu à poser un diagnostic probable d'après certains gonflements locaux, une perte de substance circonscrite, ou un point douloureux.

Toutes les fois que cela est possible, il faut faire ces opérations à l'aide de l'anémie locale. Il est souvent très difficile, après avoir ouvert un abcès extérieur, et même après avoir extirpé radicalement la membrane pyogénique tuberculeuse qui en tapisse les parois, de trouver les trajets si ténus qui conduisent de l'abcès dans les foyers tuberculeux situés dans l'os ou dans l'articulation. Les végétations tuberculeuses viennent parfois de la profondeur par une ouverture tellement étroite qu'elle livrerait à peine passage au bouton d'un stylet; elles se frayent un passage en écartant les ligaments articulaires, les tendons, les fibres aponévrotiques. Souvent il est nécessaire de fendre un trajet long, très étroit, rempli de fongosités, qui conduit tantôt à un cloaque assez volumineux, rempli de pus et de bourgeons tuberculeux, tantôt à un foyer réel situé dans l'extrémité articulaire de l'os. Si en cherchant ces trajets on doit en outre lutter contre le sang qui inonde le champ opératoire, le chirurgien le plus expérimenté ne réussira souvent pas à les découvrir. Il arrive souvent que l'opérateur prend tel ou tel abcès tuberculeux pour un abcès sous-cutané ou intermusculaire, parce qu'il ne trouve pas les galeries de communication entre les collections superficielles et les collections profondes, et même quand on a pratiqué l'anémie locale, on ne réussit pas toujours à trouver les fistules de communication.

Au surplus le manuel opératoire de ce genre d'opérations est assez simple. Quand on a constaté sur l'os malade une petite dépression, un amas circonscrit de fongosités, un abcès, on le fend largement, on râcle les végétations qui tapissent les parois, et si l'on ne tombe pas immédiatement sur le séquestre tuberculeux ou les amas de bourgeons fongueux, on fait écarter les bords de l'abcès et l'on cherche au moyen d'une sonde les trajets conduisant vers la profondeur. Souvent, lorsqu'il s'agit d'un abcès par congestion volumineux, il est nécessaire de faire de larges débridements, ou bien l'on incise couche par couche jusqu'à la cavité purulente. Les trajets profonds dont nous venons de parler doivent être également fendus largement jusqu'à l'os, afin de bien exposer tout le siège de la maladie. Parfois, lorsqu'il y a apparence que les extrémités articulaires sont le siège d'un processus grave, il est utile d'ouvrir largement et de faire bâiller la jointure, afin de pouvoir bien extirper tous les éléments morbides. Nous avons fait cela souvent pour le genou, le coude, le pied. Lorsqu'on est enfin arrivé sur le siège du mal, il faut nettoyer de fond en comble non-seulement la cavité du foyer, mais aussi les parois, fût-on même obligé de sacrifier une partie de l'extrémité articulaire ou du revêtement cartilagineux. L'instrument dont on se sert à cet effet est une curette très solide avec un fort manche, agissant comme un ciseau, ou bien un véritable ciseau : c'est ce dernier que nous employons d'ordinaire. Après avoir ouvert l'article, on excise autant que possible de la synoviale dégénérée, ce qui nécessite parfois de nouveaux débridements afin de bien faire bâiller l'articulation. Dans les cas où l'articulation a été ouverte et où l'on a excisé des portions de la synoviale, il faut établir un drainage méthodique et faire les contre-ouvertures nécessaires. Cela fait, on pratique l'irrigation de tout le champ opératoire au moyen d'un liquide désinfectant poussé sous une certaine pression; nous nous servons d'ordinaire de solutions assez concentrées d'acide phénique, et chez les enfants, d'acide salicylique ou de sublimé. De cette façon on enlève les débris de fongosités et les fragments osseux; puis on essuie toute la région et l'on introduit une quantité modérée de poudre d'iodoforme, mais pas trop fine, sur toutes les surfaces où il y a eu des tubercules. Quant à nous, nous avons l'habitude de frotter l'iodoforme au moyen du doigt.

La technique de toutes ces opérations en ce qui concerne le traitement de l'hémorragie, lorsqu'on a employé l'anémie locale, ne diffère en rien de celle mise en usage dans les résections. Avant d'enlever le tube constricteur, on applique un bandage compressif. Nous nous servons d'ordinaire de gros paquets de gaze de Lister modifiée par Bruns, qu'on maintient au moyen de bandes de gaze humides assez fortement serrées; mais parfois nous nous servons de *Holzwolle* ou de coussins de mousse. Nous faisons remonter le bandage jusqu'au tube constricteur : dans les opérations sur le genou, nous enveloppons tout le membre. Ensuite nous élevons le membre verticalement, nous enlevons le tube élastique et nous terminons le pansement en appliquant un bandage protecteur d'après Lister. Lorsque le pansement a été posé de cette façon, nous laissons l'extrémité jusqu'au lendemain dans une position aussi élevée que possible, et même alors on ne la place pas encore dans la position horizontale, mais à mi-élévation, position généralement réclamée par le patient lui-même. Nous considérons comme important d'exposer ici de nouveau cette méthode, parce qu'il est de la plus haute importance, pour les tuberculeux surtout, de perdre le moins de sang possible. Or par ce mode de pansement nous avons réussi dans des centaines de cas à réduire la perte de sang à un minimum, juste assez pour que les couches profondes seules du bandage fussent humectées. Quant à des hémorragies secondaires, nous n'en n'avons plus vu depuis des années.

Les opérations de ce genre sont parfois suivies de guérison, même dans le cas où le foyer intra-articulaire a déjà envahi la synoviale, mais il est beaucoup plus rare que ce résultat se produise lorsqu'il s'agit d'une tumeur blanche de la synoviale seule. A diverses reprises nous avons tenté l'opération dans des cas semblables, mais rarement le succès a couronné nos efforts. Et l'on conçoit sans peine pourquoi? Un fongus synovial ne peut pas être extirpé radicalement si l'on veut conserver les extrémités osseuses, à moins de détruire tout l'appareil ligamenteux qui maintient les surfaces articulaires en rapport l'une avec l'autre. Dans ces cas donc l'extirpation radicale de tous les tissus morbides n'est possible pour ainsi dire que si l'on fait d'abord la résection des os.

Il y a des cas où certains indices permettent de reconnaître qu'on a affaire à une affection localisée de l'os, pour l'extirpation de laquelle la simple arthrotomie suffit. Dans ces circonstances nous faisons une incision assez longue pour pouvoir explorer la cavité séreuse dans tous les sens. Si alors nous nous trouvons en présence d'un processus local tel qu'on puisse encore essayer de le guérir sans résection, nous tentons l'aventure. Toujours nous pratiquons dans ces cas une iodoformisation énergique de la jointure, après avoir extirpé tous les tissus malades, qu'ils appartiennent à l'os ou à la synoviale. Nous avons fait cela nombre de fois au coude, au genou, au pied. Si, en explorant l'article, nous trouvons que la maladie est trop avancée pour permettre l'opération que nous avions projetée, nous pratiquons immédiatement la résection.

Les diverses méthodes d'opération et de traitement dont il a été question jusqu'ici, sont de celles qui n'altèrent pas sensiblement le mécanisme de l'articulation, elles rentrent dans la catégorie des méthodes conservatrices ou économiques.

Mais suffisent-elles pour guérir la tuberculose articulaire, et sinon, quels sont les cas où une opération plus importante devient nécessaire? A plusieurs reprises nous avons développé l'idée (voir surtout § 42), qu'il faut considérer séparément la question du danger *quoad vitam* et celle de la guérison de l'état local. Le mieux sera donc d'écarter complètement, dans le choix de la ligne de conduite à tenir, la question du danger que l'affection articulaire, en tant que tuberculeuse, présente pour la vie du patient, — à l'exception d'un petit nombre de cas qui menacent directement la vie, et dont nous avons déjà parlé plus haut. Ce qui doit nous guider, ce sont donc uniquement les considérations tirées de l'état local. A ce propos on entend et l'on voit encore émettre une foule d'autres considérations ayant pour but de rechercher quel traitement mérite la préférence, du traitement conservateur dont nous avons parlé jusqu'à présent, ou du traitement actif par la résection. Pour trancher cette question, on a voulu comparer entre elles les statistiques de mortalité et les résultats fonctionnels des deux méthodes. En ce qui concerne le premier point, nous avons déjà énoncé notre manière de voir; au surplus, il est étranger au débat. Quant au second, nous déclinons d'entrer dans une discussion à cet égard. Le fait est qu'on veut comparer des choses tout à fait disparates du moment qu'on admet les indications que nous avons posées. Les cas justiciables des traitements que nous avons décrits jusqu'à présent sont tout à fait différents de ceux qui réclament la résection ou l'amputation : on ne choisit pas deux cas semblables pour traiter l'un par la méthode conservatrice, l'autre par la résection. Les formes dont il a été question jusqu'ici sont en grande majorité des formes légères, et celles dont nous avons encore à nous occuper, constituent les formes graves. Pour les premières, un traitement expectant suffit, ou du moins on obtient la guérison par une opération partielle. Si donc on surveille bien le traitement, et qu'il ne survient pas de positions vicieuses ou de déformations graves par suite de négligence, il est tout naturel que les résultats fonctionnels soient meilleurs que dans les formes graves. Nous ne sommes pas de l'avis de ceux qui considèrent la résection comme un remède contre la tuberculose articulaire envisagée comme telle, et par conséquent, nous ne pratiquons pas de « *Frühresection* » (résection hâtive). Pour nous, la résection est un moyen indispensable dans beaucoup de cas, parce que c'est le seul qui enlève toutes les parties malades, prévient la récidive et rend au patient, dans une certaine mesure, l'usage du membre. Nous ne pouvons donc pas discuter le point de savoir si une articulation guérie spontanément est préférable à une articulation guérie à la suite d'une résection.

La question étant placée sur ce terrain, le point capital à savoir est celui-ci : *Quels sont les cas graves*? Ceux qui connaissent à fond l'anatomie pathologique de la tuberculose articulaire seront, comme nous, d'avis qu'un grand nombre de cas ont dès le début un caractère de gravité tel que le mieux serait de recourir immédiatement à la résection. Malheureusement les moyens à notre disposition ne nous permettent pas toujours de poser le diagnostic d'une façon assez précise pour recourir de suite à cette opération. Cela arrive notamment dans les cas de lésions osseuses graves, de séquestres cunéiformes et de grands amas de fongosités caséeuses ayant détruit l'os dans une grande étendue. Nous avons dit qu'on ne peut parfois soupçonner l'existence de cet état de choses que si un traitement rationnel, *continué pendant des années*, n'aboutit à aucun résultat et que les douleurs sont plus ou moins vives. Dans ces cas nous nous décidons au bout d'un certain temps à intervenir, même sans avoir posé un diagnostic absolument sûr. Toute la question est de savoir au bout de combien de temps on entreprend une opération semblable, *résection* ou *amputation*, qui donne toujours lieu à une mutilation grave. Cette question ne peut pas être résolue d'après une règle uniforme. En premier lieu, il y a beaucoup de raisons pour qu'on persévère dans le traitement conservateur d'autant plus longtemps *que l'individu est plus jeune*. Un fait généralement admis, c'est que toutes choses égales, la même affection tuberculeuse guérit beaucoup plus facilement et plus rapidement chez l'enfant que chez l'adulte. En outre la difficulté de la guérison augmente avec l'âge, de façon que chez un homme ayant dépassé la cinquantaine, il ne faut plus s'attendre à voir guérir sans opération, dans l'espace de quelques années, même une affection aux apparences légères. Ajoutez à cela que chez les enfants la résection de certaines articulations présente le grave inconvénient d'arrêter la croissance du membre au point que, au bout de quelques années, le patient ne peut presque plus s'en servir. Une autre considération, d'un caractère purement humanitaire, est celle-ci : un enfant qui n'a pas besoin de ses membres pour gagner sa vie, peut tranquillement attendre trois, quatre ans et même davantage, tandis que chez une personne plus âgée nous nous trouvons souvent au bout d'un an déjà dans l'urgente nécessité de remettre le patient sur pied, de lui rendre l'usage, même incomplet, de ses membres, si nous ne voulons pas l'exposer à tomber dans la misère. Car la résection, dont les résultats, en ce qui concerne la guérison, sont devenus de plus en plus favorables, nous permet du moins de rendre au patient l'usage du membre dans un laps de temps dont on peut prévoir la durée, ce qui est un grand avantage sur le traitement conservateur.

Voilà les considérations sur lesquelles nous nous basons pour déterminer quels sont les cas graves, c'est-à-dire ceux qui au bout d'un an et davantage, ne sont pas amendés, ou se sont parfois même aggravés, et où l'absence d'abcès ou de fistules ne permet pas de poser un diagnostic définitif. Nous avons dit à diverses reprises que dans ces cas l'examen de l'intérieur de l'articulation, après incision, a presque toujours justifié notre intervention; que si même nous avons parfois trouvé des lésions de gravité moindre, pouvant même éventuellement guérir sans résection, le chirurgien aussi bien que le patient avaient lieu d'être satisfaits de la rapidité de la guérison de la plaie opératoire.

Nous reconnaissons volontiers que l'indication que nous venons de poser (celle de la gravité du cas), sera et restera toujours la plus difficile. Néanmoins il faut la maintenir si l'on ne veut pas renoncer à la guérison dans un grand nombre de cas et la retarder pour de longues années dans beaucoup d'autres.

Quant à la formule à donner à cette indication, la voici :

L'arthrotomie, et dans la majorité des cas, la résection, sont indiquées lorsqu'une arthrite qui ne présente ni abcès volumineux, ni gonflement notable, ne s'améliore pas, ou s'aggrave même, en dépit d'un traitement de plusieurs années, et qu'en outre, malgré un appareil immobilisateur, des douleur vives se déclarent, ou que celles qui existent persistent ou vont en augmentant. *Dans ces cas il s'agit le plus souvent de lésions osseuses graves et de désordres articulaires étendus.*

§ 49. Tandis que l'indication opératoire que nous venons de formuler est plus ou moins vague, celles que nous allons maintenant développer sont beaucoup plus précises.

On fait la résection dans les arthrites tuberculeuses anciennes, où il existe des contractures et des déformations avec des fistules encore manifestement tuberculeuses et une suppuration plus ou moins abondante. Ce n'est que chez des *individus très jeunes* qu'on préfèrera dans ces circonstances, surtout au genou, et jusqu'à un moment donné, à la résection des opérations locales, auxquelles on associera des opérations orthopédiques. Mais même chez les enfants toutes les objections contre la résection devront céder, si la suppuration et les fistules entretiennent une fièvre continue, et à plus forte raison, si à ces symptômes venaient s'ajouter une néphrite aiguë ou une dégénérescence amyloïde, car dans ces cas, la vie du patient serait menacée. Dans les cas où le danger serait trop grand, on préfèrera l'amputation à la résection, parce qu'elle offre plus de chances de guérison. Parfois cependant on voit disparaître les symptômes en question après la simple résection.

En ce qui concerne les *adultes*, la question se présente tout autrement. Si la maladie dure depuis plusieurs années et que tous les efforts faits pour obtenir la guérison sont restés stériles, il n'est pas permis, selon nous, de persister dans ce traitement inefficace, et d'exposer le patient à tous les dangers énumérés ci-dessus, sans espoir de guérison. Seulement une autre question surgit souvent alors : c'est celle de savoir si la déformation, la contracture et le raccourcissement du membre ne sont pas déjà arrivés à un point tel que la résection n'est plus possible, si même en cas de guérison, le membre ne sera plus qu'un appendice gênant ne pouvant plus rendre aucun service. Il ne reste alors qu'une seule ressource : l'amputation.

Sous le rapport anatomo-pathologique, les cas justiciables de la résection présentent une grande variété. Une partie est formée par ceux qu'on désignait autrefois sous le nom de carie, désignation que, du reste, on pourrait encore employer aujourd'hui. Les fistules pénètrent souvent dans l'articulation malade par des détours et en traversant des collections purulentes. Le cartilage est détruit, les surfaces articulaires sont couvertes de végétations ou d'ulcérations; assez souvent l'appareil ligamenteux est détruit et les extrémités articulaires déformées ont glissé l'une sur l'autre : on se trouve en présence d'une luxation pathologique. Il peut y avoir en outre d'autres désordres dus à des processus primitifs des os. La synoviale peut être également envahie à des degrés très variables; du reste elle se trouve souvent déjà à cette époque dans la phase de la rétraction cicatricielle partielle.

A plusieurs reprises déjà nous avons dit que nous considérons comme absolument insuffisante la méthode conservatrice appliquée au traitement *des grands abcès froids des articulations*. Nous avons dit pourquoi, dans ces circonstances, l'incision et le râclage de l'articulation, suivis du drainage, ne conduisent presque jamais au but, et que le seul résultat est d'établir une suppuration interminable que même des évidements répétés ne parviennent que rarement à maintenir dans des limites raisonnables. On voit alors les patients, déjà si gravement obérés, dépérir de plus en plus. Dans ces cas, et s'il en est temps encore, nous considérons la résection comme le seul remède, et comme le seul moyen de mettre à découvert toute la synoviale, d'enlever les foyers osseux, et d'obtenir une guérison rapide. Mais il arrive souvent que l'état général des individus porteurs d'abcès froids des articulations est déjà profondément altéré, que la tuberculose caséeuse miliaire diffuse de la synoviale, — le grand séquestre, — est déjà le symptôme d'une infection générale grave. Il faut alors commencer par se poser la question de savoir, notamment chez les individus ayant dépassé la trentaine, s'il ne vaudrait pas mieux pratiquer l'amputation plutôt que la résection; cette dernière en effet ne donne pas une guérison aussi prompte ni aussi sûre, surtout si la suppuration est très considérable et et que le pus a déjà pénétré dans l'articulation. Cette ligne de conduite est d'autant plus indiquée qu'il ne s'agit souvent que de rendre au patient la vie plus supportable pendant le court espace de temps qu'il lui reste encore à vivre.

Il faut encore faire *la résection* dans les *tumeurs blanches très graves, ayant une tendance à la dégénérescence caséeuse*, qui détruisent rapidement l'appareil ligamenteux et résistent à un traitement conservateur approprié. Dans ces cas il ne faut pour ainsi dire jamais espérer une guérison quelque peu rapide. Chez les jeunes enfants on peut, il est vrai, lutter contre les nombreuses vicissitudes auxquelles ils sont exposés, c'est-à-dire, la tendance continuelle à la déchéance locale des fongosités et à la formation d'abcès, les dangers résultant des affections secondaires des grandes glandes abdominales (foie, reins, etc.), on peut, dis-je, lutter contre ces accidents en ouvrant les abcès et en pratiquant des opérations locales sur l'articulation malade, opérations qu'il faut, à vrai dire, souvent répéter. Mais chez les adultes cette attitude expectante n'est en général pas admissible, et la valeur respective de la résection et de l'amputation doit être jugée d'après les mêmes règles que dans le traitement de l'abcès froid des articulations dont il a déjà été question. Ici encore les fongus mous volumineux des personnes fort âgées exigent presque toujours l'amputation.

Nous dirons d'une façon générale que chez les individus d'un âge avancé, nous considérons pour certaines articulations tout autre traitement que la résection ou l'amputation comme contre-indiqué. Nous nous contenterons de rappeler les tumeurs blanches diffuses du carpe, et nous renvoyons au surplus aux chapitres spéciaux, où il est question des articulations en particulier.

Pour terminer, nous dirons que nous considérons la résection comme une opération extrêmement salutaire *dans les cas où l'articulation a conservé une position vicieuse après la guérison*. Il est vrai qu'il y a des membres déformés qui peuvent encore servir, même sans qu'on ait besoin de recourir à la résection, *mais dans beaucoup de cas, c'est le seul moyen légitime*. Toutefois, en pratiquant cette opération (résection orthopédique), il faut avoir grand soin de rechercher si le processus est bien complètement éteint. Assez souvent on est tout surpris de trouver encore une synovite tuberculeuse ou des foyers osseux. Il faut naturellement enlever avec le plus grand soin jusqu'au moindre vestige de l'affection tuberculeuse, si l'on ne veut pas s'exposer à voir renaître, comme cela nous est arrivé à plusieurs reprises, la tuberculose dans la plaie d'opération, après être restée latente pendant un grand nombre d'années.

Quant à la question d'*amputation* d'un membre tuberculeux, nous l'avons déjà traitée itérativement; nous n'avons donc pas besoin de nous y arrêter longtemps. On fera l'amputation lorsque la résection ne donnerait qu'un membre inutile, souvent même gênant, ou lorsque l'amputation offrira plus de chances de sauver la vie du patient. C'est le cas dans ces suppurations interminables, surtout celles qui ont un caractère septique ou pyohémique, et tout particulièrement, lorsqu'il survient des complications organiques (néphrite, etc.). Il va de soi que ces indications subsistent également pour les cas où la résection est suivie d'une récidive rebelle. Enfin, on fait l'amputation chez les individus atteints d'une tuberculose grave des poumons, des reins, etc. Ce serait à nos yeux un grand pas en arrière que d'étendre les indications de l'amputation beaucoup au delà des limites indiquées, surtout à présent que les chances d'une guérison rapide après des opérations économiques sont devenues si grandes à la suite de l'emploi de l'iodoforme.

§ 50. Le *Manuel opératoire* de la résection dans l'arthrite tuberculeuse a subi des modifications assez notables, grâce à une étude plus approfondie de cette affection.

Le point le plus important, c'est que l'opération nous mette à même d'extirper tous les tissus morbides. Il faut donc que l'articulation soit assez largement ouverte pour qu'on puisse examiner tous les plis et recoins de la synoviale, et y pénétrer avec le bistouri, les pinces et les ciseaux. A cet effet, il faut pratiquer de larges incisions aux endroits convenables, souvent il est préférable d'en faire plusieurs; mais il faut autant que possible éviter les incisions transversales et la section des muscles les plus importants. Nous expliquerons plus loin comment il faut procéder pour atteindre ce but. Il faut chercher à faire les incisions de telle façon qu'on n'ait éventuellement pas besoin de faire la résection si, après l'incision des parties molles, on trouve qu'une opération partielle peut suffire. Dans certaines articulations il est nécessaire de réséquer les extrémités articulaires dans leur totalité pour que l'extirpation complète de la synoviale soit possible; dans d'autres, par exemple au pied, cela n'est pas nécessaire, et il est possible de conserver certaines parties du squelette articulaire très importantes pour les fonctions du membre. Au surplus nous sommes d'avis qu'il ne faut sacrifier l'os que s'il est malade ou que cela est *indispensable* pour rendre accessibles les parties malades de la synoviale. Il n'est pas permis d'enlever des portions de l'os uniquement pour faciliter l'opération, d'autant moins que l'emploi de l'ischémie artificielle rend ces opérations beaucoup plus faciles. Partout où la synoviale paraît dégénérée, on la dissèque; on emploie pour cela la pince et des ciseaux de Cooper pointus solides, plutôt que la curette. Les ligaments et le périoste étant ordinairement indemnes, peuvent être respectés. Quant à l'os, on n'en enlève, comme nous l'avons dit, qu'autant qu'il le faut absolument; chez les enfants notamment, on peut le tailler au couteau. Si l'on tombe sur des foyers, il faut les enlever avec la scie, ou plus souvent avec la gouge et le maillet, ou bien encore avec une curette très solide. Dans la plupart des articulations, il n'est pas absolument nécessaire de faire partout une section transversale nette de l'os. Si les foyers pénètrent trop profondément dans l'os d'un côté, on enlève souvent cette moitié et l'on conserve l'autre. D'autre part cependant, il est parfois nécessaire de faire suivre plus tard l'amputation, par exemple, lorsque la tuberculose a envahi la diaphyse dans une trop grande étendue, comme cela arrive dans les séquestres tuberculeux et dans l'infiltration tuberculeuse progressive. Nous croyons utile d'insister ici de nouveau sur la haute importance de l'anémie locale. A plusieurs reprises déjà nous avons dit qu'elle est presque indispensable si l'on veut pouvoir bien explorer toute la cavité articulaire. Mais là n'est pas le seul avantage de cette méthode. Chez un grand nombre d'individus débilités par la maladie, l'économie de sang qu'elle procure doit être considérée comme un des moyens les plus efficaces pour obtenir une prompte guérison. Dans les opérations sur le coude et la main, sur le pied et le genou, on peut opérer de cette façon sans aucun danger et à coup sûr, en observant les préceptes que nous avons formulés plus haut (§ 47).

Nous ne pouvons assez chaudement recommander l'emploi de l'iodoforme dans le traitement consécutif de toutes les opérations faites sur des organes tuberculeux. L'emploi de ce remède est une garantie en faveur d'une marche apyrétique, et supprime les sécrétions morbides de la plaie; aucune autre méthode de pansement ne présente ces avantages au même point. Il permet en outre de laisser le pansement en place pendant plusieurs semaines, et ce qui est le plus important, c'est que la récidive est *beaucoup* plus rare que dans d'autres modes de traitement. Depuis que nous faisons usage de l'iodoforme, nous perdons moins de patients après des opérations graves et nous avons moins souvent une récidive locale. Un travail sur ce sujet touchant les résultats obtenus à notre clinique sera prochainement publié. Après beaucoup de tâtonnements, nous nous sommes arrêté à l'emploi de l'iodoforme grossièrement pilé, dont nous saupoudrons la surface de la plaie, et comme nous pratiquons le drainage, la guérison par première intention n'en souffre pas. Nous frottons ordinairement la poudre sur la plaie exsangue, ou lorsqu'on n'a pas pu faire l'anémie locale, après l'avoir soigneusement épongée. Nous n'employons jamais plus de dix grammes, ordinairement cinq suffisent; chez des personnes âgées, ou des patients affaiblis et atteints d'affections cardiaques ou rénales, nous ne dépassons jamais cette dernière dose. Par ce mode d'emploi, nous n'avons plus jamais eu de mort par l'iodoforme, ni même d'intoxication grave.

Nous parlerons des résultats fonctionnels des membres réséqués, lorsque nous traiterons des articulations en particulier. Nous dirons seulement ici d'une façon générale, que bien que plus d'un membre réséqué ait dû être amputé par la suite, pourtant, dans la grande majorité des cas, on a obtenu de bons résultats fonctionnels. On ne peut pas exiger qu'un homme à qui l'on a enlevé la tête du fémur et une partie de la cavité cotyloïde, marche aussi bien que celui qui a une articulation saine, et l'on doit s'estimer heureux si un patient à qui l'on a dû enlever l'articulation de la main, le carpe et une portion du métacarpe, peut encore se servir de ses doigts pour une grande partie des besoins journaliers de la vie.

CONTRIBUTIONS A L'ÉTUDE DE LA TUBERCULOSE DES GRANDES ARTICULATIONS EN PARTICULIER.

I. — TUBERCULOSE DE LA HANCHE.

§ 1. L'articulation coxo-fémorale est parfois le siège de formes très légères de tuberculose, qui peuvent guérir dans un laps de temps relativement court et sans que la fonction du membre en soit sérieusement affectée. Nous avons nous même vu plusieurs cas guéris dans l'espace d'un an environ. Il ne faut pas oublier toutefois qu'il existe quelques formes de coxalgie subaiguës, survenant après la scarlatine et d'autres maladies infectieuses aiguës, et même parfois spontanément — leur évolution ressemble à celle de l'hydarthrose ou d'une inflammation séro-fibrineuse (catarrhale), — qui disparaissent assez vite sous l'influence d'un bon traitement (extension, glace, teinture d'iode), au bout de quelques semaines ou de quelques mois. Au début, elles sont ordinairement accompagnées d'un mouvement fébrile.

Il existe donc un groupe de coxalgies se terminant favorablement au bout de peu de temps, qui pourraient facilement en imposer pour une arthrite tuberculeuse. D'autre part, la coxalgie tuberculeuse se développe quelquefois par poussées : un premier accès se termine au bout de quelques mois ; tous les symptômes s'évanouissent complètement ou presque complètement, pour reparaître au bout d'un temps variable, et présentant alors tous les caractères d'une coxalgie à forme ostéale grave. Dans toute coxalgie à évolution rapide, il faut songer à la possibilité d'une semblable « récidive ».

Il est presque impossible de donner une description nette de l'anatomie pathologique de ces formes légères, mais il est probable qu'il existe dans ces cas de petits foyers qui évoluent sans formation de séquestres et ne donnent lieu à aucune infection de la synoviale, ou seulement à une infection modérée.

La grande majorité de toutes les inflammations de l'articulation coxo-fémorale sont des affections graves, dont la durée est encore beaucoup plus indéterminée que celle des phlegmasies qui atteignent les articulations superficielles. Nous avons déjà dit que c'est surtout à la hanche que l'affection revêt la forme ostéale, et comme la *cavité cotyloïde,* qui est si souvent le siège du processus, *est située à une grande profondeur*, cette circonstance ne contribue pas à améliorer le pronostic.

Faisant abstraction des processus légers dont il vient d'être question, nous choisirons parmi les formes plus graves celle qu'on peut considérer comme le type de ce groupe, et qui donne néanmoins un pronostic assez favorable. Cette forme, quoique présentant de bonne heure tous les caractères d'un processus destructeur, guérit généralement au bout de quelques années, non toutefois sans affecter sensiblement les fonctions de l'articulation. Tous les symptômes indiquent qu'il existe de nombreux petits foyers dans les os, surtout dans la tête du fémur, mais d'autres fois aussi dans la cavité articulaire ; il y a une grande tendance à la rétraction cicatricielle, non seulement dans ces foyers, mais encore dans ceux qui siègent dans la synoviale. Aussi ai-je trouvé dans tous les cas de coxalgie de ce genre où j'ai été forcé de faire la résection pour d'autres causes, par exemple pour une contracture rebelle à tous les autres moyens, j'ai trouvé, dis-je, dans ces cas un état de choses rappelant la *carie sèche* de l'épaule. Il ne faut toutefois pas oublier que dans un cas comme dans l'autre, la maladie change parfois de caractère, et qu'un abcès circonscrit peut se déclarer subitement. Cette forme se rencontre surtout dans la première enfance, mais également dans les années de croissance, tout comme la carie sèche de l'épaule.

Au point de vue clinique, la maladie est caractérisée par une grande raideur du membre survenant d'assez bonne heure ; cette raideur persiste même pendant que le patient est soumis à l'influence du chloroforme. La cuisse et toute la région articulaire ne tardent pas à maigrir considérablement, tandis que l'articulation elle-même ne présente pas le moindre gonflement. Si l'on a appliqué de bonne heure un traitement mécanique approprié, il n'y aura pas de contracture grave ; mais si le patient continue à circuler avec son membre malade, l'articulation prendra une position vicieuse qui se montrera très rebelle à toutes les tentatives ordinaires de redressement. Mais ce qui confirmera le diagnostic, c'est que malgré un traitement tout à fait rationnel, il se déclarera un *raccourcissement progressif du membre,* qui, chez les enfants, dépassera rarement 1-2 centimètres, mais qui, chez les adultes ou les adolescents, pourra aller jusqu'à 4 et même 6 centimètres. On est étonné lorsqu'on mesure de nouveau l'extrémité au bout de quelque temps, de trouver que malgré le traitement au moyen de l'extension ou d'un appareil plâtré, malgré la position tout à fait normale du membre, on est étonné, dis-je, de voir que malgré tout le raccourcissement en question s'est déclaré. Tandis que, comme nous l'avons dit, il n'y a eu au début aucun gonflement, il n'est pas rare qu'il se forme plus tard au-dessus du segment postérieur du sourcil cotyloïdien, une protubérance osseuse d'autant plus marquée que la région articulaire est plus amaigrie.

Dans la forme morbide que nous venons de décrire, on doit s'en tenir strictement à un traitement conservateur, malgré la gravité des désordres, puisque dans les cas extrêmes, la tête articulaire disparaît complètement et la cavité s'élargit sensiblement. Lorsqu'il n'y a pas de contracture bien prononcée, le mieux est d'appliquer un bon appareil plâtré. Il faut toutefois prévenir la famille que la durée du traitement sera longue. Ce n'est que dans des *cas exceptionnels*, et encore seulement au bout d'un temps assez long, lorsqu'il s'est produit du *raccourcissement* et que la maladie est presque guérie, qu'on pourra permettre au patient de circuler muni d'une attelle de Taylor. Quant à nous, nous ne donnons cette permission au malade *que lorsque nous pouvons le surveiller*, et dès que nous voyons que la contracture, surtout l'adduction et la flexion, se reproduisent, nous revenons à l'appareil inamovible. Ce n'est qu'ainsi qu'on pourra obtenir des résultats fonctionnels aussi favorables que les conditions le comportent. S'il y a déjà de la contracture, il faut commencer par la faire disparaître. D'ordinaire on emploiera d'abord les moyens de douceur, et en première ligne, l'extension d'après la méthode bien connue de Volkmann. Mais très souvent cela ne suffit pas et l'on est alors obligé de faire le redressement forcé dans la narcose. Lorsqu'on a affaire à une contracture très grave, on ne réussit ordinairement pas à opérer le redressement complet en une seule séance. Nous nous contentons alors d'un demi succès, nous plaçons le membre dans un appareil plâtré et nous faisons le reste dans une séance ultérieure.

Lorsque toute trace de douleur locale a disparu et qu'il n'y a même plus de sensibilité ni de tendance à la formation d'une nouvelle contracture, lorsque le patient s'essaie à marcher, avec précaution naturellement, nous lui permettons de circuler avec des béquilles. Nous répétons que nous préférons cette méthode à l'emploi de l'appareil de Taylor, parce qu'on obtient et qu'on maintient ainsi beaucoup plus facilement une position d'abduction au lieu d'un raccourcissement qu'il faudrait ensuite corriger.

§ 2. Il nous est impossible d'indiquer la proportion entre les cas légers dont il a été question plus haut et ceux qui évoluent sans donner lieu à de la suppuration, et dont nous venons de parler. Chez nous, le nombre de ces derniers est relativement considérable, et grâce à cette circonstance, nous sommes à même d'employer le traitement conservateur dans un assez grand nombre de cas de coxalgie. Mais le caractère de ce type se modifie parfois, et c'est surtout lorsque le traitement est interrompu, que les patients commencent trop tôt à marcher, d'autres fois s'ils font une chute sur le membre malade, qu'il se déclare des *abcès circonscrits*.

Mais il faut admettre d'autre part que dans la plupart des coxalgies tuberculeuses, il y a de par la nature de la maladie une tendance à la fonte caséeuse des fongosités et à la formation de pus. Si nous faisons abstraction des cas tout à fait défavorables où il existe cette suppuration étendue, à marche rapide, à laquelle on a donné le nom d'abcès froid des articulations, nous verrons que les abcès circonscrits de la hanche se forment sur tous les points du pourtour de cette articulation. Le siège le plus fréquent s'en trouve au côté antéro-externe, où ils perforent la capsule, de sorte qu'il n'est pas rare qu'après avoir fait une large incision de la peau et des parties molles, on tombe directement avec le doigt ou le stylet dans la cavité articulaire. Ordinairement ces abcès pénètrent ensuite sous le muscle droit antérieur de la cuisse, et arrivent sous l'aponévrose fémorale au bord externe du couturier, plus ou moins haut, suivant l'endroit où ils ont perforé la gaîne du droit antérieur. Il va de soi que lorsque l'abcès est considérable, il peut venir poindre aussi au bord interne du couturier.

Il arrive beaucoup plus rarement que la collection, au lieu de se former au bord externe du couturier, siège directement sur la tête du fémur dans la région du psoas-iliaque. C'est le cas lorsque l'abcès a perforé la capsule articulaire et a pénétré par cette ouverture dans la bourse muqueuse sous le psoas, ou qu'il se trouve dès le début en communication avec cette dernière. Le pus fuse alors le long du psoas vers le petit trochanter jusqu'à l'insertion du muscle; d'autres fois malheureusement, il se répand dans le bassin en suivant le corps du muscle iliaque. Souvent il est difficile de trouver le point de communication de ces abcès avec l'articulation; c'est pourquoi on les a souvent rangés parmi les abcès para-articulaires. En ce qui concerne ces derniers, dans le sens rigoureux du mot, nous ne pouvons que répéter ce que nous avons déjà dit et maintenu il y a bien des années, malgré l'opinion contraire de chirurgiens distingués, à savoir, qu'il n'existe pas d'abcès para-articulaires (péri-articulaires, circonvoisins) proprement dits, autres que ceux dont il a été question au § 14. Mais nous admettons volontiers qu'à côté d'une coxalgie il peut se former un abcès dans les ganglions inguinaux. Il nous est arrivé une fois à nous-même dans un cas de coxalgie tuberculeuse, de vouloir faire la résection pour un abcès du psoas, et de constater à l'autopsie que le processus articulaire était guéri et que l'abcès était dû à une affection de la colonne vertébrale.

Nous venons de dire que l'abcès se fraye souvent un passage au niveau de la bourse muqueuse du psoas-iliaque, mais il arrive tout aussi fréquemment qu'il perfore la capsule articulaire à un endroit où elle n'a que peu d'épaisseur, à son insertion au col du fémur, là où l'obturateur interne croise ce dernier dans le voisinage du petit trochanter. Le pus se répand alors d'abord sous les adducteurs, ou bien il passe en arrière des vaisseaux fémoraux le long du psoas-iliaque, et peut alors fuser vers le bassin. Il est beaucoup plus rare que le pus perfore la capsule en arrière, près du segment postérieur du sourcil cotyloïdien. Nous avons déjà dit à plusieurs reprises qu'on constate très souvent une induration particulière de la portion de l'os iliaque qui confine directement à l'articulation ; cette induration est presque toujours due à une irritation inflammatoire du périoste, dépendant d'une affection du segment postérieur de la cotyle. A cet endroit on trouve parfois aussi des abcès qui se propagent vers le haut, sous le moyen fessier. Ils proviennent de foyers d'origine ostéale siégeant dans la cavité articulaire, soit dans tout le pourtour de cette dernière, soit seulement au bord inférieur ou inférieur-externe.

Les abcès coxalgiques qui pénètrent dans le bassin ont une gravité exceptionnelle. Nous avons déjà parlé de ceux qui fusent le long du psoas-iliaque ; mais une autre forme plus fréquente est celle qui se produit à la suite de foyers se développant dans *le plancher osseux de l'acétabulum*, qu'ils perforent pour se répandre de là dans le bassin. Tantôt il s'agit d'un processus osseux primitif, — et il peut y avoir alors des séquestres volumineux, — tantôt la cavité osseuse n'est atteinte que secondairement, après la destruction de la tête articulaire et le développement d'un ulcère dans le plancher cotyloïdien. Ces collections purulentes perforent le périoste de la fosse iliaque interne et constituent de véritables abcès sous-iliaques, qui peuvent fuser vers la cuisse ou le petit bassin, et de là vers le périnée, ou vers la face postérieure de la cuisse jusqu'au genou, quelquefois même dans le rectum. D'après notre expérience personnelle, le pus ne suit que très rarement ces dernières voies. Le rectum peut en outre être perforé par des fusées venant du segment postéro-inférieur de la cavité cotyloïde voisine de l'ischion, ainsi que déjà Haberen l'a rapporté d'après des observations faites à la clinique de Volkmann, et comme nous l'avons observé nous-même récemment en faisant une résection.

Haberen a fait remarquer que des abcès pelviens ont été aussi observés à la suite de processus destructeurs atteignant la cavité articulaire, et plus spécialement les joints cartilagineux.

Si un abcès se développe au cours d'une coxalgie relativement légère, d'une de ces formes dont nous venons de parler, il est permis de prendre une attitude expectante et d'attendre que la résorption ait lieu sous l'influence du traitement que nous avons décrit. Si malgré ce traitement l'abcès prend de l'extension, il faut l'ouvrir d'après la méthode décrite dans la partie générale. Dans les formes plus graves, on peut également essayer de guérir l'abcès au moyen de l'incision, si toutefois on ne constate pas la présence de pus en différents endroits à la fois. *Mais lorsqu'il existe un abcès pelvien dont l'origine articulaire est hors de doute, il faut faire la résection.* En outre il faut ouvrir l'abcès par une incision pratiquée au niveau de l'épine iliaque antéro-supérieure. Il faut également toujours faire la résection lorsqu'il existe des collections multiples, qu'il y a simultanément de la fluctuation en avant et en arrière de l'articulation, ou que la fistule ne se ferme pas peu de temps après que l'abcès a été ouvert. Dans ces cas, la résection donne un pronostic plus favorable que l'expectation, parce que, quand l'abcès ne guérit pas, il s'agit presque toujours d'une affection grave de l'os.

La *forme ostéale* de la tuberculose est très fréquente à l'articulation de la hanche, et nos observations concordent parfaitement avec celles faites à la clinique de Volkmann, en ce qui concerne la fréquence relative des affections de la cavité cotyloïde. Il en résulte que dans près de la moitié des cas le point de départ de la tuberculose se trouve dans des *foyers cotyloïdiens,* même si l'on fait abstraction des cas douteux où l'on ne sait pas si les lésions observées dans la cavité sont primitives ou secondaires.

§ 3. Comment peut-on diagnostiquer des lésions osseuses graves de l'articulation de la hanche?

Ce n'est qu'exceptionnellement qu'on parvient à poser le diagnostic avant que le processus n'ait gagné l'intérieur de l'articulation, ou du moins, avant qu'il ne se produise des manifestations articulaires graves ; il est donc très rare qu'on puisse extirper les foyers à temps pour empêcher l'envahissement de l'articulation. Dans certains cas on obtient de très beaux résultats en recherchant et en extirpant des *foyers siégeant dans le col, voire dans la tête du fémur*, qui se propagent vers le grand trochanter et arrivent là à la surface. Il s'agit dans ces cas, soit d'un abcès du trochanter, soit seulement d'un foyer de ramollissement, d'une dépression de l'os ; les signes de la coxalgie peuvent alors faire défaut, ou bien il peut ne s'agir que d'une coxalgie légère comme nous l'avons observé plusieurs fois. On incise alors l'abcès, on râcle les fongosités, on va à la recherche du trajet qui conduit vers l'intérieur de l'os, on l'agrandit au moyen de la gouge et l'on nettoie le foyer avec la gouge ou avec la curette.

Il y a deux ans environ, on amena à la clinique un garçon atteint d'une affection des deux hanches. A droite il y avait une coxalgie ancienne avec des fistules, et une contracture grave ; le seul traitement possible était la résection. A gauche les mouvements étaient plus ou moins limités, et il y avait une légère flexion avec abduction. On pouvait nettement constater la présence d'un petit abcès aplati sur le grand trochanter. Une incision mit à découvert un trajet fistuleux assez étroit, sur le milieu du trochanter, et dans ce trajet on pouvait aisément introduire un stylet à travers tout le col et la tête du fémur ; d'après la profondeur à laquelle on pénétrait, on devait arriver jusque tout près de la surface articulaire de la tête. On élargit aussitôt l'entrée de cette galerie, par laquelle on arrivait à un foyer de forme tubulaire allongée, rempli de fongosités ; on râcla ces dernières et l'on égalisa les parois de la caverne au moyen de la gouge.

La guérison fut complète et elle s'est maintenue jusqu'à ce jour.

Il est parfois possible de démontrer l'existence de foyers tuberculeux de la cavité cotyloïde et de les extirper. Il y a plusieurs années, j'ai ouvert un abcès circonscrit situé derrière le segment postérieur du sourcil cotyloïdien, chez un individu présentant les symptômes d'une coxalgie légère. Je trouvai un séquestre de la grosseur d'une aveline, à un centimètre au-dessus et en arrière de la cavité articulaire. Après l'avoir extirpé et enlevé les inégalités de la paroi du foyer au moyen de la gouge, je pus constater qu'il s'était produit une perforation dans la cavité. Pendant plusieurs semaines, le patient alla bien et il put circuler avec son pansement. Mais comme il avait quitté l'hôpital, le pansement antiseptique fut alors remplacé par un autre médecin par une simple couche d'ouate. Le lendemain une arthrite septique grave se déclara et emporta le malade au bout de peu de temps.

Des foyers circonscrits peuvent aussi se développer dans le segment supérieur du rebord cavitaire. S'il se produit à leur suite des fongosités qui subissent la dégénérescence caséeuse et des abcès, ceux-ci s'étendent généralement le long de la face antéro-externe de la cuisse, au-dessous de l'arcade crurale. J'ai plusieurs fois incisé en cet endroit des masses de fongosités et des abcès, évacué les foyers et obtenu la guérison en conservant à la jointure l'intégrité de ses fonctions.

Toutefois cela n'est pas fréquent, et d'habitude il est nécessaire de réséquer la tête du fémur pour pouvoir attaquer des foyers siégeant dans la tête ou dans la cavité articulaire. Cette opération doit être faite toutes les fois qu'on a acquis la conviction qu'il existe des lésions graves. Le diagnostic de ces dernières n'est, il est vrai, généralement pas facile. Bien qu'on puisse diagnostiquer le plus souvent avec beaucoup de vraisemblance, d'après l'intensité et le caractère de la douleur, l'existence d'une affection grave de l'os, ce symptôme qui dépend de l'état subjectif du patient, n'a pas de valeur absolue. La douleur est surtout caractéristique lorsqu'elle se déclare toutes les fois que le patient s'appuie sur le membre, qu'elle est provoquée par un coup ou un choc légers contre le membre étendu ou sur la plante du pied ou le genou, ou bien lorsque des mouvements légers dans le lit suffisent pour la faire naître et occasionnent des souffrances vives au malade, même pendant la nuit. C'est surtout lorsque les douleurs en question se déclarent subitement, après avoir été précédées pendant quelque temps des symptômes d'une coxalgie légère, que le diagnostic d'une lésion osseuse grave acquiert une très grande vraisemblance.

§ 4. Selon nous, la *luxation* dite *spontanée*, qui se produit au cours d'une coxalgie tuberculeuse, est très probablement due à la forme ostéale de l'arthrite, et plus spécialement à *une affection de la cavité articulaire*. Ainsi que nous l'avons déjà dit dans la partie générale, nous entendons par *luxation spontanée pathologique*, une dislocation véritable de la tête, se produisant à la suite d'un traumatisme, si léger qu'il soit. Un coup sur le genou pendant que le membre est dans l'adduction, suffit pour la produire, et il n'est pas rare que la simple pression d'une couverture pesante dans le sens de la luxation puisse l'amener.

Il va de soi que pour que cela soit possible, il doit y avoir des raisons locales qui favorisent ce facile déplacement. Dans tous les cas que nous avons observés dans ces dernières années, *les dimensions de la cavité cotyloïde étaient devenues plus petites;* cette réduction d'espace était due à la présence de *masses fongueuses considérables*, émanant de foyers situés dans la cavité et du coussinet graisseux qui se trouve au point d'insertion du ligament rond. Ce dernier était toujours détruit, mais l'exiguité du creux cavitaire était souvent si prononcée, que même lorsqu'on parvenait facilement à replacer la tête dans sa niche, un léger choc ou un simple mouvement suffiraient pour la disloquer de nouveau. Donc, en règle générale, une luxation chez un enfant atteint de coxalgie tuberculeuse, doit faire admettre l'existence de lésions osseuses dans la cavité articulaire, lésions ayant donné lieu à la formation de masses fongueuses considérables.

A l'appui de cette explication, nous rapporterons un certain nombre d'observations de la clinique de Gœttingue. Dans plusieurs de ces cas il s'agissait d'une ostéomyélite aiguë qui avait déterminé, au point de vue mécanique, la même situation que les affections tuberculeuses.

Nous rapporterons d'abord quelques cas de luxation iliaque.

1. 1878. Garçon de 10 ans, présentant depuis trois ans de légers symptômes coxalgiques; ressent depuis peu de temps des douleurs violentes, survenant brusquement, avec tous les signes d'une luxation iliaque.

Résection. La tête du fémur, presque intacte, se trouve sur la partie postérieure du sourcil cotyloïdien. Le fond de la cavité est complètement rempli de fongosités émanant du point d'insertion du ligament rond, et d'un grand foyer situé plus en dehors.

2. 1881. Garçon de 8 ans; atteint de coxalgie depuis 4 mois, aggravation considérable depuis quelque temps. Signes manifestes de luxation iliaque.

Résection. La tête se trouve sur le segment postérieur du rebord articulaire; elle est presque normale, le cartilage est tout à fait intact. Le point d'insertion du ligament rond est recouvert d'une masse de fongosités tuberculeuses remplissant tout le fond de la cavité.

3. 1883. Garçon de 5 ans. Coxalgie depuis un an; pendant les neuf premiers mois, les symptômes ont été très légers. Brusquement, des douleurs très violentes se déclarent pendant la nuit avec impossibilité de se servir du membre.

Lors de l'entrée à l'hôpital, il y a des signes manifestes de luxation iliaque. Résection. La tête, presque normale, se trouve déplacée sur l'os iliaque. La cavité cotyloïde présente des altérations profondes; elle est minée comme une taupinière dont les galeries s'étendent très loin dans l'ischion. De ces foyers sortent des amas de fongosités qui ont envahi le fond de la cavité articulaire.

A côté de ces trois cas de luxation iliaque viennent se ranger deux cas de coxalgie aiguë à forme ostéale.

4. 1883. Garçon de 12 ans; est admis à l'hôpital pour une nécrose du calcanéum droit (extirpation) et une nécrose de la rotule gauche avec suppu-

ration de l'articulation (extirpation de la rotule et drainage de l'articulation); pendant son séjour au lit, contracte subitement une luxation iliaque du côté droit, laquelle se reproduit à plusieurs reprises après la réduction, lorsqu'on ne pratique pas l'extension continue sur le membre.

En ouvrant l'articulation on trouve la tête sur l'os iliaque; le cartilage est normal, mais on aperçoit aussitôt plusieurs petits foyers dans le col du fémur; la cavité cotyloïde est remplie de fongosités. Après la résection de la tête, on trouve un grand foyer avec embranchements, contenant de petits séquestres placés à peu près le long des joints cartilagineux, d'où émanent aussi les fongosités remplissant la cavité.

5. 1882. Garçon de 14 ans; a eu il y a un an une ostéomyélite aiguë de l'os iliaque et d'une phalange de la main, avec symptômes coxalgiques. Récemment la coxalgie s'est subitement aggravée.

La luxation iliaque est manifeste. En faisant la résection, on trouve la tête presque normale et déplacée sur l'os iliaque. Dans la cavité, plusieurs amas considérables de fongosités avec de petits séquestres qui en remplissent le fond.

6. 1883. Fille de 6 ans; a eu il y a quelques mois une ostéomyélite aiguë (petite nécrose du tibia gauche) et éprouvé des douleurs dans la hanche droite. Pendant le séjour au lit, aggravation subite. Lorsqu'on amène la patiente à l'hôpital, il y a une luxation iliaque manifeste. Réduction et extension pendant plusieurs semaines. Toute la région de la hanche est encore fort gonflée, mais l'enfant circule, quoiqu'en boitant.

Luxation sur le segment supérieur du rebord cotyloïdien (2 cas). Tuberculose.

7. 1883. Fille de 10 ans. Trois mois après le début de la coxalgie apparaissent les signes d'une luxation sur la partie supérieure du sourcil cotyloïdien (rotation en dehors; on sent la tête en avant); douleurs vives.

Résection; la tête, peu altérée, se trouve sur le segment supérieur du rebord articulaire; la cavité est remplie de végétations, et à sa partie supérieure et antérieure on trouve trois foyers avec un séquestre qui ont produit un agrandissement de la cavité dans cette direction.

8. 1884. Garçon de 5 ans; le début de la coxalgie remonte à 6 semaines; abcès volumineux derrière le grand trochanter. Forte rotation en dehors, raccourcissement de 0,02; on sent la tête sur la partie antérieure du rebord cotyloïdien.

Résection. La tête est presque normale; elle est appuyée sur la partie antérieure du sourcil cotyloïdien. La cavité est remplie de granulations provenant de foyers qui se sont développés dans le cartilage en γ de la cavité articulaire.

Dans ces huit cas, il y a donc eu six fois une luxation iliaque et deux fois une dislocation sur le segment antérieur du sourcil cotyloïdien. Trois fois la luxation s'était produite à la suite d'une coxalgie aiguë d'origine ostéale, mais dans ces trois cas les altérations mécaniques ressemblaient tellement à celles que présentaient les cas de tuberculose, qu'on peut sans hésiter, les assimiler à ces derniers, comme nous l'avons déjà affirmé plus haut. Dans tous ces cas, *il y avait des masses considérables de fongosités, remplissant le fond de la cavité cotyloïde, et dans la majorité des cas, il y avait des lésions osseuses graves.*

Dès que nous avons acquis la preuve que le processus revêt une forme ostéale grave, ou qu'après avoir appliqué longtemps sans succès un traitement conservateur, certains symptômes font présumer l'existence de cette forme de l'affection tuberculeuse, nous ne perdons plus notre temps à continuer l'emploi de ce mode de traitement, mais nous avons immédiatement recours à la résection. De même, nous faisons toujours la résection dans les luxations spontanées véritables de la hanche, même quand il n'y a pas d'abcès.

§ 5. Dans les cliniques chirurgicales on rencontre très souvent des cas de coxalgie fort négligés. Ou bien ces patients n'ont pas été traités du tout et ont marché avec des béquilles, ou bien le traitement a été insuffisant et l'on a surtout omis de donner une position convenable au membre malade. Ce n'est pas toujours le médecin qui est coupable, loin de là, mais bien le patient et son entourage, ou bien les mauvaises conditions matérielles où il se trouve et qui ne lui permettaient pas de suivre un traitement orthopédique régulier. La conséquence de cet état de choses est presque toujours une contracture grave de l'articulation, au point que si même la guérison s'opère dans ces circonstances, le malade ne peut pas se servir du membre. Souvent aussi il existe déjà un raccourcissement réel, conséquence de la destruction de l'articulation ; à cela vient assez souvent s'ajouter un arrêt de développement de tout le membre.

Lorsque dans des cas de ce genre il n'existe ni abcès ni fistules, il faut en première ligne chercher à corriger la position. D'ordinaire on emploie le moyen le plus doux : *l'extension au moyen de poids*. Mais ce moyen est loin de réussir toujours. A moins d'avoir affaire à une ankylose vraie, ce qui est relativement rare dans la coxalgie tuberculeuse, on cherchera d'abord à corriger la contracture au moyen du redressement forcé dans la narcose, et l'on appliquera ensuite, suivant les cas, l'extension permanente ou un appareil plâtré. Si malgré tous ces efforts il persiste une contracture grave et que le raccourcissement réel du membre montre que l'articulation est détruite, il faut recourir à une opération. Dans la grande majorité des cas, nous préférons la résection à l'ostéotomie sous-trochantérienne. La résection n'évite pas la partie malade, au contraire, elle l'enlève et crée en outre d'ordinaire une articulation mobile qui permet au patient de s'asseoir convenablement. Mais nous considérons la résection comme absolument indiquée si à l'état de choses exposé ci-dessus (contracture grave), viennent s'ajouter des *abcès* ou des *fistules*. Nous considérons comme tout à fait inutile et comme une cause d'affaiblissement pour le malade, un traitement qui aurait seulement pour but, indépendamment du redressement de la contracture, de râcler les fistules et d'ouvrir les abcès. La résection fait disparaître non seulement la maladie, mais aussi l'obstacle le plus sérieux au redressement de la déformation. Nous décrirons plus loin la manière de faire l'opération dans ces cas.

§ 6. Malheureusement, si l'on admet les indications que nous avons posées et auxquelles nous nous conformons de plus en plus rigoureusement, un grand nombre de coxalgies deviennent justiciables de l'opération. Sur 122 cas traités à la clinique de Goettingue, dans un espace de temps donné, 50, soit près de la moitié, ont fini par être réséqués. Cela vient de ce que le nombre de coxalgies à forme ostéale grave est très grand, et qu'on fait souvent cette opération dans beaucoup de cas où l'on ferait l'amputation s'il ne s'agissait pas de l'articulation coxo-fémorale. Ce n'est que dans des cas tout à fait exceptionnels que nous, du moins, nous nous sommes décidé à faire la *désarticulation*.

L'*âge* du patient peut nécessiter quelques modifications dans l'application des règles que nous venons de poser. Le jeune âge présente ce grand avantage que la résection de la hanche n'arrête pas d'une manière sensible la croissance du membre; nous avons opéré avec succès des enfants de un an et demi à deux ans. Il n'est pas du tout rare qu'à cet âge on rencontre déjà des abcès froids volumineux qu'on ne peut guérir qu'au moyen de la résection. Chez les enfants plus âgés, jusqu'à la puberté, et même au-delà, ce sont les règles établies plus haut qui nous guident. Dans un âge plus avancé, chez des sujets qui doivent gagner leur vie par le travail de leurs mains, on se décide plus facilement à une opération radicale, surtout depuis qu'on sait que les résultats fonctionnels de la résection sont en général assez favorables.

La plus grande difficulté, dans cette question de la résection, se présente chez les personnes ayant dépassé la trentaine, et plus encore chez celles ayant dépassé la quarantaine. Une coxalgie tuberculeuse à cet âge ne guérit que très rarement sans intervention chirurgicale, et celle-ci présente alors beaucoup plus de dangers que chez des sujets jeunes.

Si nous faisons abstraction des cas les plus défavorables, ceux qui se présentent chez des individus atteints de phthisie avancée ou de tuberculose généralisée, et où il existe ordinairement déjà de la suppuration, — tout ce que nous devons chercher dans ces cas c'est de rendre à ces malades le peu de temps qu'il leur reste à vivre, aussi supportable que possible, — si, dis-je, nous faisons abstraction de ces cas, il reste toute une catégorie de coxalgies avec très peu de symptômes de tuberculose d'autres organes, avec un état général assez bon, où la résection peut certainement encore fournir de bons résultats. C'est surtout depuis que nous employons le traitement à l'iodoforme que nous avons obtenu de très beaux résultats chez des patients de cet âge. Un homme de 56 ans, auquel j'ai fait il y a un an et demi la résection de la hanche, fait maintenant des trajets de plusieurs lieues sans trop de fatigue. Il faut donc examiner dans chaque cas individuel si un traitement opératoire est encore indiqué, ou s'il faut s'en tenir à un traitement palliatif.

§ 7. C'est à Volkmann que revient le mérite d'avoir montré comment il faut pratiquer la résection de la hanche en s'entourant de toutes les garanties possibles pour obtenir la guérison. Par dessus tout il a attiré notre attention sur la *fréquence des lésions de la cavité cotyloïde*, et démontré que sans l'extirpation radicale des parties malades, il est impossible d'espérer la guérison de l'affection tuberculeuse au moyen de la résection. Mais il ne suffit pas de mettre à découvert et d'extirper la cotyle malade, il faut aussi enlever complètement les portions envahies de la capsule, pour mettre de son côté toutes les chances de succès.

En ce qui concerne le choix de l'*incision*, plus le nombre de nos résections augmente, plus nous sommes convaincu que l'incision faite à la partie postérieure de la jointure est la meilleure, et nous croyons que l'incision longitudinale préconisée par Langenbeck, et qui ne produit que peu de lésions des tissus, répond d'ordinaire à toutes les exigences. Nous faisons presque toujours l'incision dans le sens d'une ligne allant de l'épine iliaque postérieure et supérieure au milieu du grand trochanter, en en modifiant la longueur suivant l'épaisseur des parties molles.

Nous considérons comme très utile de faire pénétrer cette incision directement jusqu'à l'os et l'articulation. Nous enfonçons le couteau à la partie supérieure de l'incision jusqu'à l'os iliaque, à travers toute l'épaisseur des parties molles, nous divisons ces dernières par un trait de couteau vigoureux à travers la capsule jusqu'à la tête et au col du fémur, en prolongeant l'incision sur le trochanter. Si le pannicule adipeux et les masses musculaires glutéennes sont épaisses, il faut un couteau à lame longue et solide. Il est rare qu'il se déclare une hémorragie quelque peu notable et qu'il faille appliquer une ligature. Chez les individus maigres, ni cette première incision, ni la suite de l'opération, ne donnent lieu à une hémorragie considérable.

Il est très rare que cette première incision suffise pour diviser complètement la capsule jusqu'à la tête et au col du fémur. Il faut donc faire écarter les lèvres de la plaie au moyen de longs rétracteurs et l'on achève ensuite l'incision de la capsule. Dans les descriptions ordinaires de la méthode de Langenbeck, on dit qu'il faut maintenant faire plusieurs entailles au ligament cotyloïdien, et détacher les muscles qui s'insèrent aux bords antérieur et postérieur du trochanter. Cela se fait en introduisant l'index gauche sous les muscles antérieurs, le membre étant dans la rotation en dehors, et en glissant un couteau le long du doigt en rasant l'os; la même manœuvre sera répétée pour les muscles postérieurs, en portant le membre dans la rotation en dehors. Enfin on coupe le ligament rond; à cet effet on porte le membre dans une adduction modérée, on introduit un couteau pointu dans l'ouverture faite à la capsule et on le fait glisser par-dessus la tête en bas et en dedans, on divise le ligament et l'on tourne le membre en dedans pour luxer la tête, puis on la scie.

Cette méthode convient très bien pour les exercices sur le cadavre, mais n'est pas applicable au vivant. Nous allons donc décrire celle que nous avons perfectionnée peu à peu dans une centaine de résections pratiquées par nous pendant ces dernières années. Le principe en est qu'il faut scier ou couper avec la gouge et le maillet la tête du fémur avant de la luxer, parce qu'on produit ainsi moins de lésions, et aussi parce que dans certaines lésions articulaires, il est très difficile de luxer la tête. Ce n'est qu'exceptionnellement, comme par exemple, dans les cas de luxation pathologique ou lorsque la tête ne présente pas d'altérations et se luxe facilement, que nous la scions à l'extérieur de l'articulation.

Mais auparavant nous allons examiner une question fort controversée autrefois, à savoir : à quel niveau faut-il scier la tête? Pendant quelque temps, on avait universellement adopté la pratique des Américains, qui recommandaient de scier la tête et le col du fémur perpendiculairement à l'axe du fémur, à travers le gros trochanter, et nous avons nous même employé ce procédé pendant plusieurs années. Mais à l'exception des rares cas où l'on est forcé d'enlever aussi le trochanter parce qu'il est malade, nous avons entièrement renoncé à la pratique de l'enlever *quand même*, parce qu'elle ne présente aucun avantage, ni pour le traitement consécutif, ni pour les fonctions du membre. En outre, au lieu de détacher les muscles qui s'insèrent aux bords antérieur et postérieur du grand trochanter, d'après le procédé de Langenbeck, nous avons adopté une autre technique, grâce à laquelle le résultat fonctionnel de nos opérations s'est sensiblement amélioré. Elle consiste en ce qu'au lieu de couper les insertions musculaires, nous abattons avec un large ciseau, de chaque côté du trochanter, une partie de l'os avec les insertions musculaires. Cela se fait en enfonçant le ciseau profondément à coups de maillet, et en brisant les fragments osseux

Fig. 11.

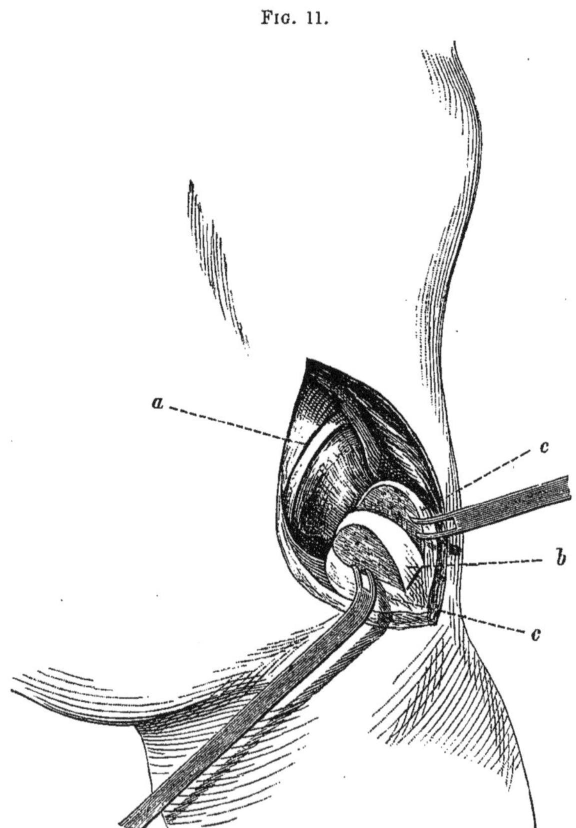

Résection de la hanche; les insertions musculaires trochantériennes ont été détachées au moyen du ciseau.

cc. Les deux coques osseuses détachées du trochanter et déjetées en dehors.

b. Coin osseux, coupé à sa base, dans la direction du col du fémur.

par un mouvement de levier en dehors, tout en les laissant en bas en continuité avec la diaphyse (v. fig. 11, *cc.*). Entre ces deux fragments latéraux, il reste une tranche médiane étroite (*b*) qu'on abat avec le ciseau, dans une direction oblique vers le col du fémur ; de cette façon ce dernier, ainsi que l'articulation, deviennent beaucoup plus accessibles. Cela fait, on écarte les fragments et les muscles trochantériens avec des rétracteurs ; on dégage le col du fémur au moyen du raspatoire, on introduit la scie droite et l'on scie avec précaution à petits traits.

On éprouve parfois des difficultés à dégager la tête après l'avoir sciée. Tantôt elle est enfoncée profondément dans la cavité cotyloïde agrandie, les inégalités à sa surface s'emboîtant dans d'autres inégalités à la surface cotyloïdienne, tantôt elle est tellement altérée dans sa forme qu'elle est enchâtonnée complètement dans une dépression de la cavité, tantôt encore elle a contracté des adhérences sur une partie ou sur la totalité de sa surface. Dans d'autres cas, surtout dans l'ostéo-myélite aiguë, l'épiphyse est détachée et la tête s'est soudée à la cavité articulaire.

Dans les cas légers on peut, en portant le membre dans l'adduction, se faire assez de place pour faire sortir la tête de sa niche au moyen d'un élévatoire.

Pour les cas difficiles il faut un élévatoire solide, en forme de cuiller, spécialement fait dans ce but. Depuis plusieurs années nous nous servons d'un instrument fait d'après les indications du Dr Willemer, qui

FIG. 12.

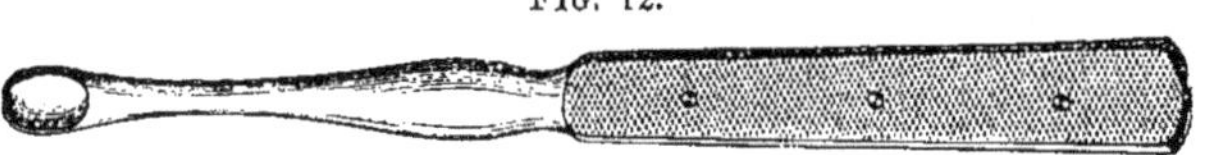

Instrument destiné à faire sortir la tête du fémur de la cavité articulaire (1/4 de la grandeur naturelle).

ressemble beaucoup à celui décrit par le Dr Löbker, de Greifswald (v. la figure ci-dessus). Lorsque nous rencontrons des difficultés exceptionnelles, nous abattons déjà à ce moment une partie du rebord cotyloïdien postérieur, ce que nous faisons du reste toujours après avoir enlevé la tête.

Lorsque la tête est complètement fixée à la cavité articulaire, soit par des adhérences fibreuses, soit par soudure osseuse, il va de soi qu'on ne peut rien obtenir avec un instrument-levier. Dans ce cas nous nous servons d'un ciseau large pour enlever peu à peu la tête de la cavité.

Lorsque la tête est extraite et qu'on s'est assuré qu'il ne reste plus de tissu morbide dans le col et le trochanter, on procède à l'inspection de la cotyle. Lorsque les parties molles sont très épaisses, cette dernière est située à une très grande profondeur, de sorte que même avec un bon éclairage il est utile d'agrandir l'ouverture de la cavité, afin de pouvoir bien explorer tout le champ opératoire, y compris l'excavation qui se trouve au fond du plancher cotyloïdien. A cet effet nous abattons toujours une portion plus ou moins grande de la partie postéro-supérieure du sourcil cotyloïdien ; chez les tout jeunes sujets cela se fait avec le couteau, chez des sujets plus âgés, avec le ciseau et le maillet (v. fig. 11, *a*). De cette façon on réussit toujours facilement à découvrir les lésions cavitaires, en faisant nettoyer le fond de la plaie avec des éponges montées. La curette, agissant comme un levier, suffit pour enlever les fongosités; quand cela est nécessaire, on enlève à coups de ciseau la cavité cotyloïde en tout ou en partie, suivant la profondeur à laquelle se trouvent les lésions morbides; on parvient ainsi à mettre à découvert des séquestres qui pénètrent jusque dans le bassin, à les extirper et à enlever tous les tissus morbides voisins, en se servant de préférence du ciseau. Il faut procéder en tout cela avec la plus grande vigueur, ne pas hésiter à extirper de grands fragments osseux jusque dans le bassin, des séquestres de l'ischion, etc. S'il y a eu perforation dans le bassin et formation d'un abcès iliaque, il faut ouvrir ce dernier en même temps par devant, au moyen d'une incision en dessous de l'épine iliaque antéro-supérieure. Cette incision doit être assez longue pour qu'on puisse débarrasser les parois de l'abcès des fongosités tuberculeuses qui s'y trouvent.

Lorsque les parties osseuses de l'articulation sont complètement purgées de tout élément morbide ou suspect, on fait l'excision de la synoviale malade. Le mieux c'est de pratiquer ce temps de l'opération avec de forts ciseaux pointus de Cooper et une forte pince à dents de souris ; ces instruments doivent avoir une longueur proportionnée à la profondeur de la plaie. On détache peu à peu la synoviale à son insertion tout autour du rebord cotyloïdien et du col du fémur, et on la dissèque en faisant exécuter au membre des mouvements de rotation dans tous les sens. On parvient ainsi dans tous les coins et replis du sac synovial ; il n'y a que la poche au niveau du petit trochanter qu'il faut parfois gratter énergiquement avec la curette en se servant du doigt comme guide, parce qu'on ne peut pas arriver avec les ciseaux et les pinces dans cet espace étroit et profond.

L'opération terminée, on nettoie cette grande surface au moyen d'un fort jet d'eau pour enlever tous les caillots, les débris de fongosités et les fragments osseux. Ensuite on procède à une *désinfection énergique* de la plaie et des environs ; chez les petits enfants on emploie une solution de sublimé, chez les personnes plus âgées, également une solution de sublimé ou une forte solution phéniquée. Cela fait, on éponge soigneusement la plaie pour la sécher, et l'on saupoudre et frotte toute la surface, surtout aux endroits où l'on a enlevé du tissu tuberculeux, avec de la poudre d'iodoforme. Nous usons à cet effet rarement plus de 5 grammes; exceptionnellement seulement, lorsqu'il y a des lésions très étendues de la cavité et du bassin, on va jusqu'à 10 grammes. On introduit un gros drain jusqu'au fond de la cavité et on l'amène à l'extérieur entre les deux coques osseuses détachées du grand trochanter. Si l'on a dû ouvrir un abcès du bassin par devant, on introduit également un drain à cet endroit; parfois il est bon de placer dans les premiers temps un drain allant de cette dernière incision à travers la cavité jusqu'à la plaie d'opération. On ferme ensuite la plaie au moyen de sutures profondes. Quand il y a des abcès on les draine séparément. Enfin on applique un grand pansement de Lister bien rembourré qui enveloppe toute la hanche; ce pansement n'est levé de bonne heure que s'il est fort souillé et si des circonstances particulières, surtout une forte fièvre, rendent un examen de la plaie nécessaire. D'habitude ce premier appareil reste pendant 8-10 jours, le second et le troisième plus longtemps encore, et nous voyons assez souvent la plaie guérir sous trois pansements.

On place le membre opéré dans un appareil à extension, et même lorsque le patient circule déjà, — naturellement au commencement avec des béquilles, — nous avons l'habitude de mettre encore pendant longtemps, la nuit, un poids d'environ 8 livres.

Je n'entrerai pas ici dans des détails concernant les résultats que nous avons obtenus; ainsi que je l'ai déjà dit, cela sera fait dans un travail qui doit paraître prochainement. Je dirai seulement que le triste tableau que j'ai fait autrefois au Congrès de chirurgie du sort de mes réséqués de la hanche, s'est sensiblement modifié dans un sens favorable *depuis l'emploi de l'iodoforme.* Il n'arrive presque plus jamais qu'une résection donne lieu à une suppuration grave, ni à plus forte raison, que la plaie devienne septique; que si même dans quelques cas la tuberculose miliaire aiguë s'est déclarée après l'opération, ce mode de terminaison est assez rare.

Les résultats fonctionnels sont aussi devenus beaucoup meilleurs, ce que nous attribuons d'une part à la plus grande rapidité de la guérison, et d'autre part, au perfectionnement des procédés opératoires.

II. — TUBERCULOSE DU GENOU.

§ 8. Aucune autre articulation ne présente une aussi grande variété de formes de tuberculose que celle du genou. En outre c'est, jusqu'à présent du moins, presque la seule où l'on ait observé l'hydropisie articulaire due à une tuberculose de la synoviale, et à ce point de vue, nous aurions pu placer ici le chapitre consacré à cette affection dans la partie générale (§§ 27-29).

Les formes très légères de tuberculose, celles qui ne présentent qu'un gonflement modéré et guérissent en peu de temps, sans porter atteinte aux fonctions du membre, sont relativement rares. Parfois même on voit des abcès circonscrits guérir spontanément ou après avoir été incisés avec les précautions antiseptiques, sans qu'il en résulte aucun trouble permanent. Il est à croire qu'il s'agit dans ces cas de petits foyers osseux, situés au bord des insertions de la synoviale, et ayant donné lieu à une infection limitée de la séreuse, mais en épargnant les surfaces articulaires cartilagineuses. Dans des cas rares, et presque toujours seulement chez des individus très jeunes, on voit la *carie sèche* évoluer avec un cortège de symptômes caractéristiques : absence de gonflement, atrophie considérable du membre, surtout des muscles de l'articulation, avec une altération grave de la mobilité du membre et grande tendance à des déviations pathologiques. Il faut des années pour qu'une articulation ainsi atteinte se remette, et dans les cas que j'ai vus, la mobilité a toujours notablement souffert.

Dans les formes graves, la marche de la maladie est également fort variable. Le genou est le siège de prédilection de ces *abcès froids* caractéristiques, à évolution extrêmement rapide, qui remplissent d'abord tout le sac synovial, semblables à un épanchement séreux abondant, mais qui bientôt se font jour à la partie supérieure de la face antérieure de l'article et au creux poplité, vers le mollet, formant dans ces endroits de vastes cloaques.

Les *formes molles* sont assez fréquentes. Elles sont caractérisées par des masses considérables de fongosités qui remplissent tous les culs-de-sac de la synoviale. A ces végétations viennent s'ajouter souvent des abcès résultant de la dégénérescence caséeuse d'une portion circonscrite de la synoviale; ces abcès, notamment lorsqu'ils se forment à la face antérieure de l'articulation, à côté des muscles extenseurs, conservent souvent une certaine indépendance d'allures et peuvent à ce point de vue être considérés et traités comme abcès para-articulaires. En somme cependant, ces collections n'ont qu'une faible tendance à la guérison ; elles se répandent facilement dans les interstices du tissu conjonctif lâche intermusculaire, et ne tardent d'ordinaire pas à remplir la cavité articulaire, d'où ensuite le pus fuse dans d'autres directions.

Mais tandis que dans les cas que nous venons de décrire, les végétations tuberculeuses et les collections purulentes donnent lieu à la formation de tumeurs molles considérables, il y a d'autres cas non moins graves où la tuméfaction générale diminue : c'est qu'il n'y a pas d'articulation qui possède au même degré que le genou la faculté de circonscrire un processus morbide grave dans un espace limité. C'est réellement surprenant de voir parfois, lorsqu'on a ouvert une articulation, comment une affection grave de l'os reste limitée à une moitié de l'articulation; comment, prenant son point de départ dans le tibia ou le fémur, le processus n'a envahi que la partie avoisinante de la séreuse, tandis que les replis de la synoviale ont en quelque sorte fait naître une barrière inflammatoire qui sépare la région malade du reste de l'articulation. C'est ainsi qu'on trouve parfois la région condylienne interne séparée de la région condylienne externe non envahie, par une cloison de nouvelle formation, constituée par du tissu d'origine inflammatoire, espèce de nouveau sac synovial. A l'intérieur du sac synovial malade se trouvent des foyers osseux étendus, et lui-même est tapissé d'une membrane tuberculeuse, tandis que le reste de la cavité articulaire est relativement sain. Ou bien encore la rotule devient malade et contracte des adhérences avec le fémur au moyen d'une cloison circulaire, de sorte que le processus tuberculeux se développe uniquement dans l'espace ainsi circonscrit.

D'autres fois ce sont les extrémités articulaires osseuses qui sont le siège de la maladie, mais le grand cul-de-sac synovial de la face antérieure est oblitéré, soit à la suite de suppuration, soit à la suite d'une coalescence des surfaces séreuses, telle qu'elle se produit fréquemment dans des articulations qui se trouvent de bonne heure placées et maintenues dans une position de flexion prononcée.

Les faits que nous venons d'exposer expliquent plusieurs particularités qui se présentent dans l'évolution et la guérison des arthrites tuberculeuses. Nous citerons en première ligne ce fait remarquable que dans un certain nombre de cas l'articulation conserve une bonne partie de ses mouvements, même lorsque la maladie a duré longtemps. Cette mobilité est due à la portion restée saine de l'articulation. Du reste, même sans cette dernière circonstance, le genou possède une grande facilité pour le rétablissement, du moins partiel, des mouvements. Il suffit que de petits segments seulement des surfaces articulaires, placés vis-à-vis l'un de l'autre, soient restés recouverts de cartilage, pour qu'une néarthrose se forme sous l'influence des mouvements.

Mais d'un autre côté, c'est précisément dans cet emprisonnement même des processus locaux que réside la cause de leur longue durée. Ainsi il arrive que lorsque, après de longues années, on fait une résection orthopédique, on retrouve le foyer tuberculeux derrière la cloison fibreuse qui le tenait enfermé, et ce foyer peut devenir le point de départ d'une nouvelle poussée.

D'après notre expérience, un tiers environ des cas en apparence légers se rétablissent sous l'influence d'un traitement conservateur, avec conservation d'un membre utile (33 %). Ce chiffre constitue environ 8 % du nombre total de malades; les autres, ou bien ne sont pas rétablis même au bout d'un temps très long, ou bien ils ont subi une résection, ou une amputation, ou bien ils sont morts. Nous citons ces chiffres pour prouver combien sont faibles les chances de conserver au patient atteint d'une affection tuberculeuse du genou, une articulation tout à fait ou seulement quasi-intacte.

Un point qui est très souvent d'une importance décisive pour la conservation des fonctions du membre, c'est la question *du traitement dans les premiers temps de la maladie.* Il n'est pas d'articulation où les *positions vicieuses* (*contractures*) puissent se déclarer d'aussi bonne heure et opposent une résistance aussi rebelle et pour ainsi dire insurmontable, à un traitement orthopédique. Si l'on permet à un malade atteint de gonarthrite tuberculeuse de circuler sans appareil, il placera le membre dans l'abduction et le genou dans une légère flexion. Dans cette attitude il appuie moins sur le membre que dans aucune autre, mais par contre, la pression s'exerce d'une façon si défavorable qu'un genu valgum avec légère flexion ne tarde pas à se développer, et cette déviation, une fois arrivée à un degré plus ou moins élevé, devient pour ainsi dire incurable. Si le malade reste couché, le genou fortement fléchi, une contracture qui se formerait dans cette position ne serait à la vérité pas absolument irrémédiable, mais il serait toujours à craindre que le tibia, au moment du redressement, ne glisse en arrière et que la solidité de la jointure ne soit ainsi gravement compromise.

Du nombre total de malades traités pendant ces dix dernières années à la clinique de Gœttingue pour des affections tuberculeuses du genou, environ 29 °/₀ en chiffres ronds sont morts (opérés et non opérés).

§ 9. Si l'on compare entre eux les cas où le processus a débuté par les os : *tuberculose osseuse primitive*, et ceux où il a débuté par la synoviale *tuberculose synoviale primitive*, en prenant pour base des calculs les 118 pièces de notre collection, on trouvera 69 pour la première catégorie et 33 pour la seconde; 16 fois le diagnostic a dû rester indécis. Au genou on trouve assez souvent des pertes de substance de l'os qui ne sont certainement pas dues à un foyer tuberculeux primitif, mais bien à des fongosités qui y pénètrent de l'extérieur. Elles sont situées à l'insertion de la synoviale ou à la limite du cartilage d'encroûtement, là où les fongosités émergeant de l'os rampent sous le cartilage et le minent. D'autres points typiques pour ces sortes de pertes de substance sont les endroits où les ligaments latéraux s'insèrent au fémur; parfois on les rencontre à la périphérie des insertions des ligaments croisés dans la fosse intercondylienne. Ces pertes de substance ne sont jamais très profondes; elles représentent des dépressions ou des gouttières (au bord du cartilage), remplies de végétations molles, qui ne sont souvent même pas tuberculeuses. On conçoit que dans certains cas il soit difficile de déterminer si ces lésions sont primitives ou secondaires, et que cela soit tout à fait impossible lorsqu'on a affaire à une pièce desséchée.

Dans la statistique ci-dessus, on trouve une notable différence dans la fréquence relative de la forme ostéale primitive et de la forme synoviale primitive, *suivant l'âge*. Tandis que dans le jeune âge, de trois à quatorze ans, la proportion est presque égale, à un âge plus avancé la forme dure devient trois fois aussi fréquente que la forme molle. Nous n'examinerons pas si cette observation est à l'épreuve d'un examen approfondi, car il est impossible d'éviter toutes les causes d'erreur. Quoi qu'il en soit, nous trouvons un plus grand nombre d'affections *de la synoviale* que la plupart des chirurgiens ne l'ont admis dans ces derniers temps.

En ce qui concerne les foyers osseux, on en trouve dans toutes les parties des extrémités articulaires. Rarement ils pénètrent jusque dans la diaphyse, mais chez les tout jeunes enfants on trouve assez souvent des lésions diaphysaires, tandis que l'épiphyse est intacte ou seulement faiblement intéressée. Le plus souvent c'est le fémur qui est affecté, plus rarement c'est le tibia; dans la grande majorité des cas, la maladie se présente sous la forme fongueuse-caséeuse. Tantôt ce sont des foyers arrondis, sous-cartilagineux ou situés près de l'insertion de la synoviale, tantôt des trajets tubulaires, traversant toute l'épiphyse et pénétrant parfois même jusque dans la diaphyse (fig. 1).

On trouve cependant encore assez souvent de grands séquestres cunéiformes dans les deux os que nous venons de nommer ; à la surface articulaire, ils apparaissent comme des plaques éburnées dépouillées de cartilage. Quant aux affections de la rotule, elles sont rares et parfois elles sont si favorablement situées qu'elles ne pénètrent pas même dans l'articulation, et qu'on peut les traiter comme des foyers extra-articulaires.

Les formes ostéales extra-articulaires de la maladie tuberculeuse, ou plutôt celles où la perforation se fait non dans l'articulation mais à l'extérieur, ne sont pas précisément fréquentes au genou. Parfois on trouve dans le tibia un foyer typique qu'on peut enlever sans entamer l'articulation ; il donne généralement lieu à des abcès et à des fistules qui s'ouvrent à la face antérieure de l'os. De temps à autre le fémur est également le siège de ces foyers : ils se font jour au niveau des épicondyles, en arrière de l'insertion de la synoviale ou dans le creux poplité (fig. 7).

§ 10. Nous ne parlerons pas de la symptomatologie spéciale de la gonarthrite tuberculeuse ni des suites de la maladie, c'est-à-dire des diverses attitudes vicieuses que peut prendre le membre. En ce qui concerne le traitement, nous pouvons également nous en référer d'une manière générale à ce que nous en avons dit dans la partie générale (voir § 40 et suivant). Nous ajouterons seulement quelques mots. Une grande partie des formes *graves* de la maladie ne peut guérir que par l'intervention chirurgicale. Quant aux diverses opérations auxquelles on peut être forcé d'avoir recours, nous réservons l'amputation pour les cas graves, tels que nous les avons définis dans la partie générale, et pour les arthrites tuberculeuses graves des individus âgés et des personnes d'un âge moyen atteintes de phtisie pulmonaire ou rénale prononcée. Nous conseillons également l'amputation chez les personnes frappées de néphrite ou d'une infection septique grave. Parfois la déformation et le raccourcissement sont tels que la résection est impuissante à en faire un membre utile : là encore l'amputation doit être préférée.

Sauf les cas que nous venons d'indiquer, nous employons la *résection*, mais seulement chez les *adultes*, car pour aucune articulation l'âge du patient n'exerce une aussi grande influence sur le choix du traitetement opératoire que pour le genou. Certes, d'une manière générale, il est positif que le moyen le plus sûr d'obtenir la guérison radicale dans les formes graves de la maladie, c'est la résection, attendu que l'architecture de cette articulation, les grands culs-de-sac qu'elle forme en avant et en arrière, ne permettent qu'exceptionnellement d'extirper complètement toutes les parties malades de la synoviale et des extrémités articulaires au moyen d'une simple incision, quelque longue qu'elle soit. Mais d'un autre côté, la résection chez les enfants soulève d'autres questions; il est souvent préférable de renoncer au traitement radical et de se contenter d'une opération moins grave, bien qu'aussi moins sûre dans ses résultats.

On sait que la croissance des membres inférieurs s'opère principalement par l'intermédiaire du fémur et du tibia, et les recherches qui ont été faites ont démontré que si l'on pratique l'*ablation des épiphyses*, il en résultera immanquablement un arrêt de développement, une atrophie du membre. Mais même si l'on a épargné les disques épiphysaires, il peut y avoir des troubles de croissance, et moi-même j'ai publié des observations d'où il résulte que dans ces cas également les membres peuvent s'atrophier et devenir plus ou moins inutiles. C'est qu'il se présente une autre complication qui nuit aux fonctions du membre opéré chez les enfants : *il se produit peu à peu une déviation*. Cet accident ne se présente pas seulement si l'on a placé le fémur et le tibia après l'opération dans une légère flexion l'un par rapport à l'autre : même si l'on a eu soin de les maintenir dans l'extension, il se développe peu à peu une contracture très considérable. On ne sait jusqu'à présent rien de précis sur la cause de cette déviation. L'opinion qu'elle serait produite par le poids du corps, n'est pas soutenable si l'on songe que tous les membres réséqués présentant cette déformation que nous avons examinés, étaient bien consolidés, c'est-à-dire que les deux os étaient unis au moyen d'une soudure cartilagineuse, et que dans tous les cas que nous avons vus, le déplacement s'était produit malgré appareil plâtré, malgré attelles. Notre opinion est que la déviation se produit au *cours ultérieur de la croissance*, et que la cause prochaine en réside dans le fait que les restes des épiphyses soudés entre eux, continuant à croître, le segment antérieur produit plus de tissu osseux que le segment postérieur. Si la déviation apparaît de très bonne heure, on peut la corriger en déterminant une fracture du cal cartilagineux. Si elle est ancienne, il ne nous reste que la résection, opération qui vient nécessairement ajouter un nouveau raccourcissement à celui qui existe déjà. Naturellement, plus le sujet est jeune, plus il est exposé à voir se produire ces inconvénients, de sorte que pour les tout jeunes enfants du moins, il faut rejeter entièrement l'opération. Mais même chez ceux ayant atteint ou dépassé l'âge de 10 ans, les résultats sont encore parfois désolants. Nous avons donc adopté la règle de ne plus pratiquer de résections proprement dites qu'après 14 ans, et à 12 ans seulement si les enfants sont très grands, de façon à pouvoir espérer que si même il se produit un certain arrêt de développement, ce ne sera pas au point de mettre le membre plus ou moins hors d'usage.

Il ne faut pas croire cependant que nous nous croisions les bras quand nous avons affaire à des sujets jeunes. Nous avons dit que dans les formes légères de la maladie et quel que soit l'âge du patient, nous commençons par appliquer la méthode conservatrice lorsqu'il n'y a pas de suppuration ; mais chez les personnes d'un certain âge, porteurs de tumeurs blanches graves très molles, avec ou sans suppuration, nous nous décidons déjà de très bonne heure, sans perdre beaucoup de temps à des tentatives de conservation, à faire la résection. Chez les jeunes enfants porteurs d'abcès circonscrits, nous ouvrons d'abord ceux-ci et nous cherchons à obtenir la guérison par le curage des fongosités et le traitement à l'iodoforme. Parfois on arrive ainsi au but, et lorsque l'abcès est guéri, on peut revenir au traitement primitif.

Dans les cas où l'on ne réussit pas à obtenir l'occlusion de la fistule et où la suppuration s'étend, ou bien lorsqu'il y a dès le début de vastes abcès, ou qu'on a affaire à la forme molle où les ligaments se relâchent de bonne heure et l'articulation devient ballottante, nous pratiquons une large incision (voir le § suivant), de façon à pouvoir examiner facilement toute la cavité articulaire, extirper toutes les parties malades de la synoviale, et même tout le cul-de-sac supérieur, et découvrir les foyers osseux et les enlever avec la curette, ou le ciseau et le maillet. Comme chez les enfants les os sont mous et les ligaments élastiques, on y parvient beaucoup plus facilement à faire bâiller la cavité articulaire assez pour pouvoir même explorer du regard tous les culs-de-sac et les diverticules. Malgré cela on éprouve plus de difficulté que dans la résection à extirper d'une manière certaine *tous* les produits pathologiques. Toutefois, quelque convaincu que nous soyons que ce n'est que de cette façon que nous pouvons avoir l'espoir fondé d'obtenir la guérison, nous ne devons pas oublier que dans un très grand nombre de cas, ces opérations économiques peuvent aussi amener la guérison, surtout si nous employons l'iodoforme. *Ce résultat s'obtient surtout si l'on parvient à détruire radicalement les sources principales de cette infection toujours renaissante de l'articulation, c'est-à-dire les foyers caséeux des os*, avec les parties molles envahies par le processus tuberculeux. Parfois on réussit à arriver par la cavité de l'abcès directement jusqu'au foyer de l'os, et alors, si l'articulation n'est pas fort malade, on fera toujours bien de se contenter d'une opération partielle. Si l'on a ouvert largement l'articulation et qu'on trouve les surfaces articulaires intactes, on n'y touchera pas; si le cartilage est décollé, on l'enlèvera et l'on se contentera d'égaliser la surface de l'os avec le couteau ou la curette. Nous reviendrons plus loin sur les détails de l'opération, et nous donnerons en même temps quelques chiffres sur les résultats que nous avons obtenus.

§ 11. En présence de l'incertitude du pronostic de la tuberculose articulaire en général, on doit s'estimer très heureux de posséder dans la résection du genou un moyen de rendre la moitié des opérés à la santé au bout d'un court laps de temps, et un tiers environ des autres dans l'espace d'un an. En nous basant sur un grand nombre de cas opérés et observés pendant un temps suffisamment long, nous croyons que cette proportion est à peu près conforme à la vérité. La mortalité pendant les huit premières années qui suivent l'opération est encore fort considérable, et bien que le nombre de ceux qui succombent directement ou indirectement à l'intervention chirurgicale ait sensiblement diminué, il arrive encore de temps en temps, et malgré les plus grandes précautions, que l'un ou l'autre des opérés succombe par suite d'un accident malheureux, qu'on le désigne sous le nom de « shok », « d'intoxication phéniquée », « d'empoisonnement par l'iodoforme », ou même de « septicémie ». Il y a même dans le premier cent de notre statistique (que nous allons publier sous peu), deux cas de tétanos. Comme nous nous flattons d'appliquer les meilleurs procédés opératoires, d'employer les soins les plus minutieux, et que malgré cela des accidents de ce genre nous arrivent encore, nous nous permettons de croire que la plupart de nos collègues ne sont pas plus heureux, bien qu'ils ne le disent pas. Selon nous, les résultats qu'on obtient actuellement, au point de vue du succès chirurgical, sont tels qu'on peut dire toute la vérité. Les fautes et les « accidents malheureux » nous servent de leçon. Si donc un certain nombre de décès doivent être mis sur le compte de l'opération, on conçoit facilement d'autre part qu'un certain nombre d'autres décès doivent être imputés à la maladie qui nous a mis le couteau à la main, et que l'opération est assez souvent impuissante à guérir, parce qu'elle a déjà envahi d'autres organes. On doit compter que la tuberculose enlève 12 à 15 p. c. des opérés dans les cinq années qui suivent l'opération. On ne sera donc pas loin de la vérité en admettant que sur 100 réséqués du genou, 75-80 p. c. vivent encore après cinq ans. J'ai jugé nécessaire de faire ce calcul, anticipant ainsi sur le travail de M. Willemer, parce que dans quelques travaux récents sur la résection du genou, il y a une tendance à représenter cette opération comme un passeport pour toute la vie. Si à cela on ajoute que malgré le meilleur traitement un certain nombre de résections ne guérissent pas, et que bon gré mal gré on doit finalement se décider à l'amputation malgré les opérations supplémentaires auxquelles on a d'abord eu recours, — sur 100 patients il y en a toujours une dizaine qui sont dans ce cas, — si l'on considère cela, disons-nous, on verra que le calcul que nous avons fait plus haut est exact. On peut naturellement améliorer la statistique en ne réséquant que les cas les plus favorables et en amputant les plus mauvais ; je n'examinerai pas non plus si je ne vais pas parfois trop loin dans l'application que je fais de la résection. Je dirai seulement que cette tendance de ma part est due à ce qu'*en général les résultats fonctionnels de la résection sont très satisfaisants.*

J'ai des patients de cette catégorie dans toutes les classes de la société ; il y en a même un qui a choisi la profession de messager. Ce qui leur manque naturellement, c'est une articulation mobile, mais à part cela, un grand nombre d'entre eux peuvent marcher presque aussi bien qu'avant la maladie.

Dans la grande majorité des cas l'ankylose est absolue, mais il y a cependant quelques opérés qui conservent une certaine mobilité et qui peuvent même marcher sans appareil. Un petit nombre seulement ont besoin d'un appareil protecteur.

Nous ne croyons pas que la *méthode opératoire* employée puisse modifier sensiblement les résultats indiqués ci-dessus. Depuis que Volkmann et moi nous avons désigné comme objet principal de la résection l'extirpation des sacs synoviaux envahis par la maladie, et que nous avons décrit la méthode à suivre, nous ne pouvons guère nous figurer une modification capable d'améliorer le pronostic. Que tel opérateur préfère scier la rotule et la conserver lorsqu'elle est saine, après avoir enlevé les insertions de la synoviale ; que tel autre trouve plus commode d'ouvrir la jointure par une incision transversale au-dessous de la rotule, qu'un troisième enfin fasse une incision au-dessus de la rotule à la condition d'enlever le sac synovial avec autant de soin qu'on en met à extirper une tumeur, le résultat sera le même dans tous les cas. Mais malgré l'opération la plus minutieuse, il y aura un certain nombre de cas où la récidive locale se produira. Il n'y a pas de doute que parfois cette récidive locale soit due à une inoculation de la tuberculose dans la plaie pendant l'opération. Mais même si l'on peut démontrer que la récidive n'est due ni à un foyer qui a échappé à l'extirpation, ni à cette inoculation dont nous venons de parler, il est incontestable qu'elle peut se produire quand même. Et ce sont précisément ces cas qui sont les plus défavorables ; ce sont ceux où toute opération supplémentaire est inutile, et où même l'amputation, à laquelle on devra finalement avoir recours, ne met pas à l'abri d'une récidive dans la plaie, malgré tous les soins qu'on aura mis à la préserver de toute infection tuberculeuse. J'ai vu moi-même le cas d'une jeune fille, paraissant jouir d'une très bonne santé, à laquelle on amputa successivement le pied, la jambe et la cuisse, et où la tuberculose se manifesta chaque fois dans la plaie. La patiente succomba peu de temps après la dernière opération à une tuberculose miliaire. Celui qui a vu une série de cas semblables apprendra à être modeste dans ses exigences en ce qui concerne les résultats définitifs de la résection, même de celle du genou. Il se réjouira de voir une série ininterrompue d'une douzaine de résections rapidement guéries, mais il se gardera d'en tirer la conclusion qu'il doive en être toujours ainsi et qu'il faille attribuer ce résultat uniquement à l'excellence de la méthode opératoire.

Nous n'entrerons pas dans les détails de l'opération ; nous dirons seulement que nous sommes en général très satisfait de la méthode de Volkmann, consistant dans la section de la rotule. Par contre, nous allons maintenant décrire l'opération partielle où l'on ne fait pas de résection.

§ 12. L'opération telle que je la fais ordinairement chez les jeunes enfants atteints de gonarthrite tuberculeuse grave, et exceptionnellement chez les adultes, se pratique de la manière suivante :

Après avoir établi l'anémie locale et désinfecté le membre, je commence par faire au côté interne une incision un peu courbe à convexité dirigée en arrière. Cette incision commence au tibia, un peu en avant, au voisinage du bord interne du ligament rotulien ; elle franchit ensuite l'interligne articulaire, en avant du ligament latéral interne, et en arrivant à la cuisse, elle se dirige de nouveau vers l'axe du membre en décrivant encore un léger arc de cercle; elle arrive ainsi au niveau du cul-de-sac synovial, lequel est généralement fort distendu. Cette incision est ensuite approfondie jusqu'à ce qu'elle pénètre dans l'articulation, divisant à la cuisse le vaste interne dans un sens presque perpendiculaire à la direction de ses fibres. Si l'on constate alors que la synoviale est malade dans une grande étendue, on en enlève d'abord complètement tout le contenu et on l'extirpe de la façon décrite à propos de la résection. En règle générale on parvient assez facilement à détacher le cul-de-sac qui remonte sous le triceps, pourvu qu'il ne soit pas trop grand ; il n'y a que la partie externe de l'insertion de la synoviale qui n'est souvent pas accessible par l'incision décrite ci-dessus.

Dans ces cas on fait alors une seconde incision longitudinale plus petite au devant du ligament latéral externe. Une entaille de 4-6 centimètres est suffisante, elle facilite beaucoup l'opération sans la compliquer d'une façon sensible, attendu qu'il faudrait quand même faire deux incisions pour le drainage, l'une au niveau de l'interligne articulaire, l'autre à l'extrémité supérieure du cul-de-sac. Du reste je n'hésite pas à donner à cette seconde entaille la même longueur qu'à la première.

Au moyen de ces deux incisions on parvient non seulement à enlever toute la portion antérieure de la synoviale avec les ménisques, mais on pourra rendre l'intérieur de la cavité articulaire accessible à l'effet d'examiner les extrémités osseuses et les surfaces articulaires, et de pratiquer au besoin des opérations sur les os. Voici comment il faudra procéder dans ces cas :

On luxe en dehors tout l'appareil extenseur de l'articulation circonscrit par les deux incisions latérales, y compris la rotule, en en saisissant le bord interne avec un rétracteur ; de cette façon on expose toute la face antérieure de l'article. Si les premières incisions ne suffisent pas, on prolongera celle du côté interne en détachant le ligament rotulien de la face interne du tibia. En portant maintenant le genou dans la flexion ou dans l'extension, on pourra examiner la face antérieure de l'articulation, la surface des condyles du fémur et l'interligne articulaire avec ses ménisques. Si l'on veut inspecter la surface articulaire du tibia et surtout le segment postérieur de la jointure, il faut inciser le ligament latéral interne. On pourra alors, en faisant quelques entailles aux ligaments croisés, refouler le tibia suffisamment en dehors pour que l'articulation bâille largement du côté interne, et que l'œil puisse explorer la surface interne des condyles jusqu'au creux poplité et même les culs-de-sac postérieurs de la capsule synoviale.

En procédant de cette façon, nous avons déjà accompli des extirpations très considérables, soit au moyen du ciseau et du maillet, soit au moyen de la curette, et obtenu la guérison lorsque la maladie avait envahi le fémur et le tibia dans une grande étendue. L'opération terminée, on lave toute la surface de la plaie avec une solution de sublimé chez les enfants, et on la saupoudre modérément d'iodoforme. Un gros drain est introduit de chaque côté au niveau de l'extrémité supérieure du cul-de-sac antérieur, deux autres sont placés, un de chaque côté, dans les incisions latérales, au niveau de l'interligne articulaire. Tout le reste de la plaie est suturé, un pansement antiseptique compressif est appliqué, et ce n'est qu'alors qu'on enlève le tube constricteur. Pendant les premières 24 heures, l'extrémité est placée dans l'élévation.

Dans le cours de ces dernières années nous avons opéré environ 24 enfants d'après cette méthode. Trois d'entre eux sont morts peu de temps après l'opération : un garçon de 7 ans à la suite d'une intoxication iodoformique, un enfant d'un an et demi probablement des suites de la chloroformisation, et un garçon de 9 ans, de tuberculose aiguë.

Chez sept patients la guérison a été constatée ; la plupart des autres sont encore en traitement. La proportion des guérisons est relativement grande, si l'on considère que nous ne faisons l'opération que dans les cas graves.

Le traitement consécutif de ces patients n'est pas très difficile. Le premier pansement reste ordinairement huit jours en place ; ensuite on enlève quelques sutures et quelques drains ; d'ordinaire le reste des sutures, et s'il y a lieu, les drains restants, sont retirés au bout de quinze jours. Lorsque le pansement antiseptique n'est plus nécessaire et que les fistules sont guéries ou ne donnent pas beaucoup, nous renvoyons ordinairement les enfants chez eux avec un appareil plâtré ; il est même bon d'appliquer plusieurs de ces appareils, parce que des déviations se produisent facilement dans les premiers temps. Quant à la mobilité de l'articulation, elle dépend naturellement en première ligne de l'état des surfaces articulaires. Mais même lorsque les conditions sous ce rapport sont favorables, on ne peut encore rien dire de positif quant à l'époque où le patient pourra de nouveau exécuter des mouvements.

III. — TUBERCULOSE DE L'ARTICULATION TIBIO-TARSIENNE ET DES ARTICULATIONS VOISINES.

§ 13. En décrivant la tuberculose du pied, nous nous bornerons principalement à l'articulation tibio-tarsienne, et nous ne parlerons des jointures voisines (astragalo-calcanéenne et astragalo-scaphoïdienne), que pour autant qu'elles soient envahies secondairement. Nous considérons comme très important de nous occuper précisément de cette articulation, parce qu'il règne encore parmi les chirurgiens une grande divergence d'opinions sur la tuberculose tibio-tarsienne et notamment sur le choix du traitement.

Peut-être l'examen auquel nous allons nous livrer aura-t-il pour résultat d'amener une discussion sur cette question et un accord plus grand dans la manière de voir.

En ce qui concerne l'anatomie pathologique de cette affection, il faut constater que la forme ostéale primitive est plus fréquente que la forme synoviale. Cette question forme le sujet d'un travail en voie de préparation de la part d'un assistant de notre clinique, de façon qu'il ne me sera pas possible pour le moment de fournir des chiffres à l'appui de cette thèse. Je dirai seulement que la forme synoviale n'est pas si rare, et que parfois des masses fongueuses très considérables se développent dans le cul-de-sac sous le tendon de l'extenseur. En outre, après le genou c'est l'articulation du pied qui est le plus souvent le siége d'une hydarthrose tuberculeuse, souvent même avec formation d'un certain nombre de corps riziformes.

L'astragale, aussi bien que le tibia et le péroné, peuvent être le siége de la tuberculose, laquelle se présente parfois ici sous une forme tout à fait typique. Nous signalerons notamment une forme de séquestre tuberculeux de l'extrémité inférieure du tibia chez les jeunes enfants, forme caractérisée par un cortége de symptômes cliniques *sui generis* : épaississement du tibia, formation de fistules, affection articulaire consécutive. D'ordinaire le séquestre siége dans la diaphyse et s'étend jusque dans l'épiphyse ; parfois même il traverse cette dernière et proémine jusque dans la cavité articulaire.

Tout aussi caractéristiques que les séquestres dont nous venons de parler, sont certains petits foyers tuberculeux au bord articulaire des malléoles, surtout au bord antérieur de la malléole externe, d'où la tuberculose se propage et finit par envahir l'articulation. A plusieurs reprises déjà, nous avons pu extirper de semblables foyers, devenus le siége d'abcès circonscrits, notamment chez les enfants, et empêcher ainsi une affection générale de l'article, voire même en amener la rétrocession lorsqu'elle s'était déjà produite. On trouve des nécroses cunéiformes (fig. 4), ainsi que des foyers fongueux-caséeux, aussi bien sur la surface articulaire du tibia que sur celle du corps de l'astragale. Maïs l'affection typique émane du *corps même et du col de l'astragale.* Tantôt c'est un foyer fongueux-caséeux envahissant peu à peu le corps et le col de cet os, tantôt c'est un séquestre qui, notamment chez les petits enfants, peut occuper la plus grande partie de l'os. La perforation dans l'articulation tibio-tarsienne a lieu le plus souvent près de l'insertion de la synoviale, mais elle peut aussi se faire à travers le cartilage de l'astragale, soit dans cette articulation, soit dans l'articulation astragalo-calcanéenne, ou dans celle du scaphoïde. Parfois la perforation s'opère des deux côtés, et même des trois côtés dans les cas graves. Les os qui s'articulent avec l'astragale jouent un certain rôle dans les affections articulaires tibio-tarsiennes; ceci s'applique moins à l'os naviculaire qu'aux deux autres, car à plusieurs reprises nous avons vu le processus se développer dans cet os et son extirpation isolée donner de bons résultats. Par contre, les processus qui se développent dans le calcanéum et envahissent ensuite l'articulation astragalo-calcanéenne, sont plus souvent le point de départ de l'arthrite fongueuse du cou-de-pied. Ils se présentent sous la forme de foyers volumineux dans le corps de l'os, avec ou sans nécrose, ou sous celle de larges séquestres tuberculeux dans l'articulation.

Très souvent on observe que les os qui concourent à la formation de l'articulation tibio-tarsienne, même dans les cas où il ne s'agit pas de la forme ostéale de la tuberculose, se ramollissent de très bonne heure et que leur surface se recouvre de fongosités qui soulèvent le cartilage aminci. Il n'y a pour ainsi dire pas d'articulation où il arrive aussi souvent que le cartilage soit simplement appliqué sur l'os recouvert de bourgeons. A moins que le membre ne soit complètement immobilisé, cet état de malacie est fort souvent la cause des ulcères qui se développent sur les surfaces articulaires, lesquelles deviennent alors le siége d'une carie dans le sens défini par nous.

Le voisinage si intime des trois articulations l'une par rapport à l'autre, exerce une influence très fâcheuse sur la marche de l'inflammation qui se déclare dans l'une ou l'autre d'entre elles. C'est surtout la tuberculose tibio-tarsienne qui se propage avec la plus grande facilité le long des insertions de la synoviale dans l'articulation astragalo-calcanéenne et vice-versa. Plus rarement un processus osseux ayant son point de départ dans l'astragale envahira immédiatement l'articulation supérieure et l'articulation inférieure. Si l'articulation astragalo-scaphoïdienne est atteinte en même temps que celle du cou-de-pied, on sera généralement en droit de supposer que la tuberculose a débuté dans le col de l'astragale et que de là elle a gagné les articulations tibio-astragalienne et astragalo-scaphoïdienne.

La suppuration est un phénomène relativement fréquent dans la tuberculose du pied. Les abcès se forment tantôt à la face antérieure de l'article et s'étendent vers le tibia le long des tendons extenseurs, tantôt à la face postérieure, où ils pénètrent sous le tendon d'Achille ou le long des tendons rétro-malléolaires, surtout ceux du côté interne. Des abcès un peu volumineux à la face antérieure du pied, qui percent au niveau du col de l'astragale, sont presque toujours dus à des foyers siégeant dans cet os; de même ceux qui se forment tout près des malléoles, surtout de la malléole externe, sont souvent produits par des foyers développés dans ces extrémités osseuses.

§ 14. Les formes légères, avec tendance à une guérison rapide, sans altération des fonctions du membre, sont assez fréquentes chez les enfants. Mais en supposant même qu'il y ait un abcès, il n'est pas nécessaire de renoncer aussitôt au traitement conservateur. Il y a déjà plusieurs années que j'ai montré, en citant des cas à l'appui, que des abcès qui ne sont pas trop volumineux peuvent se résorber sous l'influence d'un bandage compressif, très efficace en pareil cas. Ce sont surtout ceux de la face antérieure de la jambe qui conviennent pour ce mode de traitement. Toutefois la grande majorité de ces collections ne sont pas susceptibles de résorption, et à plus forte raison lorsqu'il y en a plusieurs.

Mon impression, c'est que la plus grande partie des arthrites tuberculeuses du pied ne bénéficient pas beaucoup d'un traitement conservateur et qu'en particulier celles des individus sortis de l'enfance, ne sont justiciables que d'un traitement opératoire.

Il importe qu'en examinant un pied malade, on tienne compte de certains symptômes qui permettent de poser de suite avec beaucoup de précision le diagnostic et par suite aussi le pronostic. On conçoit que les manifestations de la tuberculose tibio-tarsienne présentent une grande variété, suivant la localisation de la maladie, son degré d'intensité et ses caractères physiques.

La tumeur blanche ordinaire est caractérisée par un gonflement siégeant au niveau du segment antérieur de la jointure, sous les tendons des extenseurs entre les malléoles. Ces tendons sont soulevés par les fongosités, et s'il existe en même temps du liquide, on peut le déplacer d'un côté à l'autre dans l'espace intermalléolaire antérieur. Ce n'est que plus tard que le gonflement se manifeste aussi sous les malléoles, ainsi qu'à la face postérieure, sous le tendon d'Achille. Si le gonflement sous les malléoles prend une grande extension, en suivant le bord supérieur du calcanéum, c'est-à-dire l'interligne articulaire entre cet os et l'astragale, cette articulation est ordinairement entreprise. Si le gonflement s'étend par-dessus le col de l'astragale jusqu'au scaphoïde, c'est un signe que l'articulation entre ces deux os est également intéressée. Nous avons déjà dit plus haut que l'existence d'un abcès qui s'ouvre au dos du pied, dans la région du col de l'astragale, indique presque toujours qu'il existe une lésion de l'os à cet endroit, et que des abcès circonscrits sur et derrière les malléoles autorisent assez souvent le diagnostic d'une affection osseuse des malléoles.

Si en outre des particularités anatomo-pathologiques, on tient compte dans chaque cas des différences dont nous venons de parler, on sera le plus souvent à même de poser un diagnostic assez exact en ce qui concerne la forme de la maladie, son étendue, si elle est limitée à une articulation ou si elle en a envahi plusieurs, et souvent encore on pourra dire quel est le foyer qui a servi de point de départ à l'affection.

Quant à la conduite à tenir dans le traitement des arthrites tuberculeuses tibio-tarsiennes, voici les conclusions auxquelles une longue expérience nous a amené. Indépendamment du danger résultant du voisinage d'autres articulations, et tenant à ce que la maladie peut facilement se propager de l'une à l'autre, nous ne pouvons pas admettre que le pronostic des opérations partielles dans les arthrites fongueuses du pied soit plus défavorable que dans d'autres jointures de la même importance. Pour ce motif, nous ne sommes pas d'avis qu'il faille adopter vis-à-vis de cette articulation un traitement plus énergique qu'à l'égard de ces dernières. Il nous serait facile de citer des chiffres, mais ce serait anticiper sur le travail que nous avons déjà annoncé comme devant paraître prochainement. Il y a cependant un point qui doit exercer de l'influence sur le pronostic : c'est qu'en général la guérison spontanée de la tumeur blanche du pied, sans intervention chirurgicale, s'opère plus difficilement que celles du genou et de la hanche. Car, à l'exception d'un nombre relativement peu élevé d'arthrites chez de jeunes enfants, où il ne s'agissait probablement que d'une synovite tuberculeuse seule ou consécutive à de très petits foyers, la grande majorité de ces fongus chez les personnes d'un certain âge ne guérissent pas sans opération.

Le traitement des *cas légers*, par contre, est relativement très simple. On applique un appareil plâtré, légèrement compressif, et maintenant le pied à angle droit; à défaut d'appareil plâtré on applique tout autre bandage immobilisateur ou même un simple bandage compressif qu'on renouvelle souvent. Il paraît que le traitement local par les injections convient surtout dans l'arthrite fongueuse du pied, parce qu'on pénètre facilement dans l'articulation avec la seringue. Nous avons employé ce traitement à diverses reprises, mais sans aucun résultat.

Chez les enfants, et lorsqu'il s'agit d'une tumeur blanche ordinaire, nous persistons pendant longtemps dans l'emploi du traitement conservateur que nous venons de décrire, même lorsqu'il se déclare un abcès, pourvu qu'il ne soit pas trop volumineux; mais chez les personnes plus âgées, nous y renonçons de bonne heure s'il ne se manifeste pas d'amélioration. En outre nous abandonnons également le traitement conservateur chez les enfants, dès qu'une suppuration considérable vient à éclater, ou dès qu'on observe des signes qui indiquent une affection osseuse du tibia, de l'astragale ou de la malléole, dont on ne peut espérer la guérison sans intervention chirurgicale.

§ 15. Il n'existe peut-être pas de grande articulation sur le traitement chirurgical de laquelle on soit jusqu'à présent aussi peu d'accord.

Quelques chirurgiens essayent d'obtenir la guérison au moyen du râclage pratiqué en utilisant les fistules existantes, ou en faisant de petites incisions, et si cela ne réussit pas, ils ont recours à l'amputation. D'autres ne veulent pas même faire l'essai de ce traitement local, et conseillent de suite l'amputation. D'autres encore cherchent un procédé de résection plus ou moins typique, qui leur permette d'extirper tous les tissus morbides avec la curette, la scie ou le ciseau et le maillet. Les méthodes les plus variées ont été proposées et en partie même appliquées. Les uns cherchaient à pénétrer dans l'articulation en faisant une longue incision transversale antérieure, et en divisant tous les tendons et les nerfs de la face antérieure du pied (Hüter); les autres, en sciant le calcanéum par sa face plantaire et en attaquant l'articulation par sa face inférieure (Busch); d'autres encore débutaient par l'extirpation préalable de l'astragale, afin de créer un espace suffisant pour voir et opérer à l'aise (Vogt).

Sans vouloir contester que ces méthodes puissent être utiles dans certains cas, il nous semble qu'en général elles ne répondent pas au but ou qu'elles vont même au-delà. Quant à la méthode de Hüter, la seule chose à en dire, c'est qu'on doit mettre les chirurgiens en garde contre des tentatives aussi hasardées. Mais même les deux autres opérations ne sont pas généralement applicables. La proposition de scier le calcanéum et de le réunir ensuite de nouveau, ne sera jamais adoptée comme méthode typique, à cause de son exécution laborieuse et de l'incertitude du résultat. On ne peut pas admettre non plus cette autre proposition, de sacrifier sans façon le principal os de l'articulation, uniquement pour faire de la place. Dans les opérations que nous avons faites, nous avons souvent extirpé l'astragale lorsqu'il était malade, et le résultat a été satisfaisant ; plusieurs fois aussi nous l'avons extirpé en cas de luxation, mais nous ne sommes nullement d'avis que cet os puisse être sacrifié sans inconvénient. Indépendamment du raccourcissement du membre, il y a le raccourcissement propre du pied en hauteur à partir des malléoles. La portion calcanéenne du pied devient trop basse, la chaussure ne s'adapte pas bien, le contrefort vient presser contre les malléoles. Pour ces motifs il faut réserver l'extirpation de l'astragale pour les cas, malheureusement encore assez fréquents, où l'os lui-même ou bien les articulations voisines (astragalo-scaphoïdienne et astragalo-calcanéenne), sont malades.

Nous reconnaîtrons volontiers que ceux qui amputent toutes les fois que l'articulation tibio-tarsienne est le siège d'une affection grave, obtiennent les meilleurs résultats. En adoptant cette ligne de conduite, ils éviteront une foule de difficultés. Car, ainsi que nous l'avons dit plus haut, les affections tibio-tarsiennes se compliquent facilement par la propagation de la maladie aux articulations et aux os voisins, de sorte que tout en cherchant à conserver le pied on doit très souvent attaquer simultanément l'astragale, le calcanéum et les articulations de ces deux os. L'opération est donc non seulement laborieuse, mais elle fournit aussi des résultats moins certains au point de vue de la guérison. Dans quelques cas, l'issue est encore plus compromise par le fait que la tuberculose s'étend aux gaînes tendineuses et même assez souvent aux autres os et articulations du tarse. Il va de soi qu'il y a certaines limites naturelles qu'on ne peut franchir et qui forcent le chirurgien à renoncer à sauver l'articulation. De façon que tout en décrivant notre méthode opératoire, nous insistons sur ce point que nous ne la considérons pas comme applicable aux cas graves dont nous venons de parler, ni à ceux qui ne sont justiciables que de l'amputation, tels que les arthrites d'individus âgés, surtout s'il existe en même temps des affections tuberculeuses d'autres organes (phthisie pulmonaire). Au surplus, nous renvoyons à ce que nous avons dit à ce sujet dans la partie générale.

La résolution d'opérer ayant été prise, il s'agit en première ligne de pratiquer les incisions de telle façon que nous puissions examiner commodément les parties de l'articulation qui sont le plus souvent malades. La méthode que nous employons depuis plusieurs années, répond, nous semble-t-il, à toutes les exigences ; mais bien que je l'aie déjà décrite au mois de juillet 1882 *(Centralblatt für Chirurgie*, nº 28), il n'y a peut-être pas un seul chirurgien qui ait cru devoir l'essayer. Tenant compte du fait que dans un grand nombre de cas à forme ostéale, la maladie débute dans le segment antérieur du tibia et de l'astragale, nous faisons les incisions à la face antérieure de l'articulation. Les deux incisions latérales passent au devant du bord antérieur des deux malléoles; elles ont pour but de permettre de soulever toutes les partie molles qui recouvrent la jointure en avant, depuis le tibia jusqu'au scaphoïde — c'est-à-dire la membrane synoviale avec la peau, les tendons extenseurs, les vaisseaux et les nerfs, de façon qu'on puisse voir l'astragale et le tibia avec leurs surfaces articulaires. Par l'incision externe, on peut atteindre aussi la malléole péronière.

On commence par faire du côté interne une incision longitudinale, commençant sur le tibia à environ 0,03-0,04 au-dessus de l'interligne articulaire, en dedans des tendons des extenseurs et tout contre le bord antérieur de la malléole, où elle ouvre en même temps l'articulation. Cette incision se dirige en bas, en passant sur l'astragale, et se termine au bord interne du pied, au devant de la saillie du scaphoïde; elle ne blesse aucun organe important, se trouve partout à une grande distance des tendons, et découvre fort bien l'articulation ; toutefois on ne parvient à bien inspecter une grande partie de la jointure, qu'après y avoir ajouté l'incision externe. Celle-ci est pratiquée au bord antérieur du péroné, longe également le bord de la malléole, en ouvrant la cavité synoviale à cet endroit, ét se termine vis-à-vis de la première incision, au niveau de l'articulation astragalo-scaphoïdienne (v. fig. 13).

Cette incision évite également les tendons. S'il s'agit d'une synovite fongueuse diffuse, la synoviale malade fait ordinairement à ce moment déjà hernie à travers les incisions, et l'on parvient aisément à disséquer et à enlever le sac synovial qui s'étale sous les tendons extenseurs depuis le tibia jusqu'à l'astragale. De cette façon, toute la large bande de parties molles comprise entre les deux incisions, devient mobile. Si cependant cette mobilité n'est pas suffisante, ou qu'on n'a pas encore disséqué la synoviale, on décolle les parties molles encore plus haut, p. ex., au moyen d'un raspatoire, après avoir d'abord détaché les insertions de la synoviale avec des pinces et le bistouri. En introduisant maintenant par l'incision interne un rétracteur derrière le lambeau antérieur (v. fig. 14), on voit tout le segment antérieur et une grande partie du segment latéral de l'astragale. Si l'on porte le pied dans l'adduction, le regard pénètre dans l'interligne articulaire et l'on voit une partie de la surface articulaire du tibia. Dans un certain nombre de cas, ces deux incisions suffisent pour extirper les foyers morbides. A diverses reprises nous avons obtenu la guérison de processus siégeant aux malléoles, à la surface articulaire du tibia, à l'astragale, au moyen d'opérations partielles pratiquées de cette façon; il va de soi que nous extirpons toujours aussi complètement que possible la synoviale malade avec les pinces et les ciseaux. Si l'on trouve des foyers dans l'astragale, on devra examiner s'il faut enlever l'os dans sa totalité ou se contenter d'extirper ces derniers seuls. Si, comme cela arrive souvent, ils sont situés dans le corps de l'os, près du col, nous considérons comme préférable d'enlever l'os tout entier, parce que ces foyers ont une tendance à pénétrer dans les trois articulations. L'énucléation de l'astragale se fait très facilement grâce aux deux incisions, notamment l'interne (fig. 14 *c*), et l'on peut alors arriver aisément jusqu'à la synoviale de la face postérieure de la jointure, surtout si l'on *fait porter le pied dans l'adduction par un aide.* On peut maintenant aussi, surtout chez les enfants, pratiquer l'ablation des parties malades des os au moyen de la curette ou du ciseau et du maillet, sans pour cela faire une résection en règle.

Fig. 13.

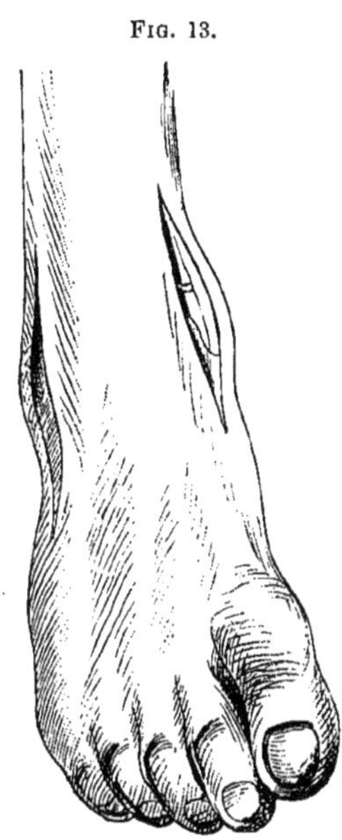

Incisions pour l'ouverture et la résection de l'articulation tibio-tarsienne.

Si l'on constate cependant qu'on ne peut pas enlever complètement toutes les parties malades sans résection, il y a moyen de la faire avec les incisions déjà pratiquées. Voici comment on procède. Comme nous voulons chercher à conserver les points d'appui latéraux de l'articulation, nous détachons à coups de ciseau la lamelle extérieure de chaque malléole, de façon qu'elle reste en continuité en haut avec le périoste et la couche corticale de l'os, et en bas avec l'appareil ligamenteux. Sur la figure ci-dessous nous avons indiqué au moyen de la ligne noire *a* la direction suivant laquelle on détache la lamelle extérieure

Fig. 14.

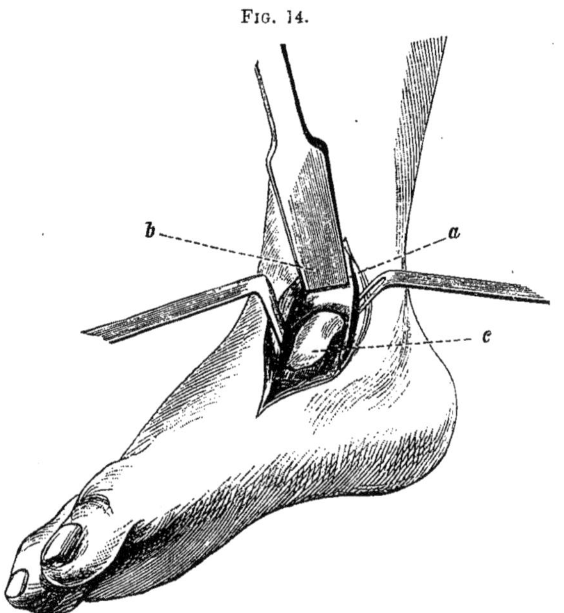

Résection de l'articulation tibio-tarsienne au moyen du ciseau et du maillet. *a*. Section de la malléole interne (couche extérieure). *b*. Ciseau dans la position qu'on doit lui donner en commençant la section du tibia. *c*. Astragale.

de la malléole interne parallèlement à la surface de l'os ; la lame du ciseau doit arriver en arrière presque près des tendons. La même chose se fait sur la malléole péronière. On écarte ensuite les lèvres de l'incision interne avec des rétracteurs, et au moyen d'un large ciseau (fig. 14 *b*) on divise le tibia à la hauteur voulue. On n'éprouve aucune difficulté à sectionner l'os dans tout son pourtour jusqu'à sa face postérieure.

Cela fait, on fait sortir le fragment par un mouvement de levier de l'instrument. On peut maintenant, s'il y a lieu, faire sans peine la résection de l'astragale avec le ciseau ou la scie droite. Si l'articulation astragalo-calcanéenne est malade, on peut enlever la partie affectée ou l'os tout entier ; on réussit même facilement à enlever par la plaie existante des portions aussi considérables qu'on veut du calcanéum, si cet os est également atteint.

Enfin, on excise avec soin les restes de la synoviale, surtout celle du cul-de-sac postérieur qui va de la surface de l'astragale au tibia. On peut l'atteindre en portant le pied fortement dans l'adduction.

On fait ensuite une irrigation énergique de la plaie, on la saupoudre d'iodoforme, on place des drains et l'on suture les incisions latérales. On refoule vers la ligne médiane les lamelles détachées des malléoles et l'on applique un bandage compressif. Le membre sera placé dans l'élévation.

En somme, les résultats de cette opération sont extrêmement satisfaisants. Cela ne veut cependant pas dire que tous les malades soient guéris : sous ce rapport, cette méthode doit être placée sur le même rang que les autres. Au point de vue de la rapidité de la guérison, ce sont naturellement les opérations partielles qui laissent le plus à désirer ; mais il y a aussi des résections totales, avec ou sans extirpation de l'astragale, qui ne guérissent pas pour des raisons faciles à comprendre, et parfois il faut encore pratiquer une opération supplémentaire. Nous sommes en ce moment occupé à soumettre à une étude approfondie toutes les opérations de ce genre faites dans le cours de ces dernières années : il y en a une trentaine, dont une demi-douzaine à peu près sont encore trop récentes pour qu'on puisse rien dire de positif à leur égard ; mais quant aux autres, nous savons dès à présent que la moitié environ a été guérie complètement, et lorsque la guérison a lieu après l'opération telle que nous l'avons décrite, le résultat, aussi bien quant à la forme que quant à la fonction du pied, est excellent. A plusieurs reprises déjà nous avons montré à des collègues des pieds opérés de cette façon, sans qu'ils pussent dire ce qu'on y avait fait.

Inutile de dire que nous n'employons pas l'opération décrite ci-dessus dans les cas où l'on peut atteindre le siége du mal par une autre méthode. Ainsi par exemple, lorsque le processus est surtout limité au tibia, il faut faire une incision appropriée et attaquer et extirper le mal au moyen du ciseau. Lorsqu'il existe des foyers derrière les malléoles ou au col de l'astragale, il faut modifier les incisions en conséquence. Mais en général, nous avons trouvé que lorsqu'il existe de vieilles fistules articulaires, notre procédé permettra mieux que tout autre d'enlever tous les tissus malades.

IV. — TUBERCULOSE DE L'ARTICULATION DE L'ÉPAULE.

§ 16. Tout le monde sait que les affections tuberculeuses de l'articulation scapulo-humérale sont très rares, comparativement à celles des autres articulations des extrémités. Il en résulte que nous n'avons que rarement l'occasion de faire des opérations sur l'épaule. Si l'on tient compte des dimensions de cette articulation, ainsi que de l'importance de ses fonctions, on serait disposé à chercher la cause de cette immunité relative dans le fait que l'épaule est moins souvent atteinte par les traumatismes légers qui sont souvent la cause déterminante de l'affection dans les autres jointures. Mais ce qui vaudra mieux encore, c'est de s'abstenir de toute explication. L'anatomie de l'épaule ne nous fournit non plus aucun renseignement à cet égard ; ce qui nous paraît le plus vraisemblable, c'est que la disposition des vaisseaux de l'épaule n'est pas favorable à l'absorption et au transport du germe tuberculeux.

Toutes les formes de la tuberculose que nous avons décrites dans la partie générale, peuvent se rencontrer à l'articulation scapulo-humérale ; mais il en est surtout deux que nous mentionnerons plus spécialement, l'une parce qu'elle offre un ensemble de symptômes tout particulier et a donné lieu à toute sorte d'erreurs de diagnostic, l'autre à cause de sa rareté.

La première variété est celle désignée sous le nom de *carie sèche*, et décrite par Volkmann il y a déjà un certain nombre d'années. Elle est caractérisée cliniquement par une atrophie progressive de la région scapulaire, accompagnée le plus souvent d'accès névralgiques d'une nature particulière. L'atrophie ne se manifeste pas seulement par la disparition du galbe de l'épaule et par la saillie de l'acromion et de l'apophyse coracoïde, mais aussi par un raccourcissement du bras *qui ne tarde pas à devenir appréciable à la mensuration*. Au début, on peut confondre la maladie avec le rhumatisme ou une névralgie, mais bientôt, à cause des symptômes décrits plus haut, l'erreur n'est plus possible, surtout si l'on sent la tête de l'humérus, devenue plus petite, douloureuse, couverte de bosselures, de gouttières et de sillons, entre l'acromion et l'apophyse coracoïde, et que cette dernière fait une saillie *plus forte* que la tête. Une circonstance qui facilite le diagnostic à cette époque, c'est que la maladie se déclare d'habitude chez des individus jeunes, à l'époque de la croissance, et tout particulièrement chez les jeunes filles.

Le tableau clinique et anatomo-pathologique a été si bien décrit par Volkmann, que nous nous abstiendrons d'y revenir. Nous mentionnerons seulement, au point de vue anatomo-pathologique, qu'il y a une résorption graduelle de la tête de l'humérus, commençant par la surface. Ce processus est opéré par des amas de bourgeons de dimensions et de forme variables, qui détruisent l'os. Il en résulte que la surface de l'os présente parfois un aspect très accidenté, anfractueux, des foyers superficiels et profonds, ronds et ovales, séparés par des cloisons de tissu osseux restées debout. Cela continue jusqu'à ce qu'il ne reste de la tête qu'un tronçon ou même rien du tout. En même temps, on voit se produire une atrophie concentrique de la diaphyse, parfois associée à de la sclérose. De même que les bourgeons qui détruisent la tête, les fongosités qui se développent sur la synoviale ont une certaine tendance à la formation d'un tissu cicatriciel rétractile; à mesure que le processus progresse, la séreuse se rétracte de plus en plus et attire le reste de la tête contre la cavité glénoïde. Cette dernière reste parfois intacte; d'autres fois, elle est également envahie par le même processus morbide. Une fois même nous avons trouvé dans un cas tout à fait caractéristique de carie sèche un *séquestre tuberculeux*.

En examinant attentivement les pièces provenant de résections de cas *absolument caractéristiques* de carie sèche, nous avons acquis la conviction qu'il n'y a pas de différence entre la marche de la végétation rétractile de l'épaule et celle de la même granulation dans les autres articulations. *Toujours il s'est agi de la végétation tuberculeuse atrophiante caractéristique.* Aussi bien dans les cas opérés au bout d'un an ou d'un an et demi à partir du début de la maladie, que dans un cas où je ne fis la résection que dans la huitième année de la maladie pour des douleurs persistantes, j'ai trouvé sans exception du *tissu tuberculeux caractéristique.*

Nous avons cru que tout le monde considérerait comme une découverte utile, la nouvelle que la carie sèche de l'épaule est due à un processus tuberculeux. Telle ne paraît cependant pas être l'opinion générale. Dans ces derniers temps encore, M. le professeur Vogt, de Greifswald, et son assistant M. le docteur Löbker, ont rompu une lance en faveur de la nature non tuberculeuse de la maladie. Nous ne comprenons pas cette obstination. La tête de l'humérus jouirait-elle donc du privilège de pouvoir être détruite par des fongosités simples, non tuberculeuses, tandis que les autres articulations ne présentent pas le même phénomène? Celui qui veut absolument persévérer dans cette manière de voir, peut certainement trouver une apparence de justification dans le fait que le même processus se rencontre aussi dans d'autres articulations, notamment à la hanche, ainsi qu'au genou. Mais là, personne ne doute qu'on se trouve en présence d'une production tuberculeuse. Or, nous soutenons que lorsque le processus n'est pas encore terminé, on trouve dans l'articulation de l'épaule la granulation tuberculeuse caractéristique; et lorsqu'il est terminé, on trouve les restes du tissu tuberculeux. Toutes les fois que nous avons fait des recherches attentives, nous avons constaté ce fait. Un autre motif pour lequel nous ne pouvons pas admettre une subdivision du processus qui nous occupe en carie sèche tuberculeuse et carie sèche non tuberculeuse, c'est que la pathologie générale démontre que la carie sèche n'est souvent qu'un épiphénomène, une métastase tuberculeuse. Il y a déjà plusieurs années que nous avons appelé l'attention sur ce fait que des individus jeunes et, chose remarquable, souvent d'un aspect florissant, auxquels on avait fait une résection pour une carie sèche, mouraient souvent rapidement d'une tuberculose aiguë. Ce fait dont nous avions déjà été frappé autrefois, avant d'avoir reconnu la nature tuberculeuse de la maladie, nous l'avons constaté de nouveau chez deux des quatre patients opérés dans ces dernières années. Dans un autre cas que nous avons également opéré, il y avait une affection manifeste du sommet du poumon, et chez deux malades où l'on n'a pas fait d'opération, il y avait également une *phthisie pulmonaire manifeste*. Ceux maintenant qui ne veulent reconnaître ce processus et d'autres semblables comme tuberculeux que s'ils y découvrent le « bacille », ceux-là seront libres de ne voir jusqu'à nouvel ordre dans la carie sèche qu'une simple atrophie due à une inflammation chronique.

Quant au *traitement* de la carie sèche, nous sommes redevenu plus ou moins partisan de l'excision de la tête et de la capsule. Bien qu'il faille reconnaître que les symptômes disparaissent parfois au bout d'un an et demi à deux ans, que dans ce laps de temps la guérison du processus s'opère avec formation d'une ankylose, il est exact de dire que cela n'est pas fréquent. Nous avons eu un cas de carie sèche en pleine période d'état, où nous n'avons fait la résection que dans la huitième année de la maladie. Nous faisons donc la résection lorsque des douleurs très vives et des troubles considérables des mouvements du membre se déclarent de bonne heure. Les patients étaient tous très heureux d'être débarrassés de leurs souffrances et les fonctions du membre devenaient plus libres que dans les cas non opérés. Cela vient de ce qu'on peut se contenter d'une incision très petite, en épargnant le nerf scapulaire. Il n'y a qu'un cas où nous ne faisons pas volontiers l'opération et où nous préférons même nous en abstenir : *c'est lorsqu'il existe une phthisie en pleine évolution en même temps que la carie sèche.* Dans un cas de ce genre nous avons vu survenir une guérison rapide de l'affection pulmonaire et de l'affection articulaire à la suite d'un séjour à Davos.

§ 17. La seconde variété est une forme aiguë de tuberculose qui se présente, croyons-nous, surtout à l'épaule ; c'est celle que nous désignerons sous son ancien nom de *caries carnosa*. Nous avons vu deux cas de cette affection singulière et peu fréquente. Dans le premier cas, le patient était un maçon de 49 ans, cachectique, atteint depuis deux ans environ d'un gonflement douloureux de l'épaule avec fistules; les mouvements étaient presque entièrement abolis.

En faisant la résection, nous trouvâmes un degré modéré de tuberculose de la synoviale. Le cartilage était décollé, la tête humérale si malaciée qu'il n'en restait pour ainsi dire qu'une mince coque osseuse remplie d'une masse molle. En coupant le col au moyen du couteau, on constata que la diaphyse avait subi la même transformation : amincissement considérable de la couche corticale et ramollissement rouge de la moelle. L'examen des parties ramollies révéla qu'il ne restait du tissu osseux que quelques rares trabécules. Le tissu rouge, traversé par des tractus mous, d'un gris-blanchâtre, consistait en majeure partie de tissu conjonctif de nouvelle formation. Au milieu de ce tissu se trouvaient disséminés des nodules gris de forme diverse, mais pas très nombreux : à l'œil nu et au microscope on pouvait constater que c'étaient des tubercules. Malgré tous les soins employés, la plaie ne se cicatrisa pas, de nouvelles fistules se formèrent et malgré toutes les tentatives d'améliorer l'état de la plaie au moyen de curages répétés, les végétations tuberculeuses et la suppuration augmentèrent de plus en plus, de façon que le patient, arrivé à un état d'épuisement extrême, se décida à laisser pratiquer la désarticulation. On trouva alors un séquestre tuberculeux dans l'omoplate. *Tout le cylindre médullaire de l'humérus était transformé en une masse charnue, rouge, opaque (tissu conjonctif jaune), parsemée d'un très grand nombre de tubercules miliaires.*

Nous avons rencontré un autre cas tout à fait semblable, où la tête était si ramollie qu'on pouvait l'extraire avec le doigt et que la diaphyse, dont la portion corticale était fort amincie, pouvait être coupée au couteau : le patient était un jeune homme avec des glandes lymphatiques tuberculeuses et un catarrhe du sommet du poumon. Chez cet opéré, la plaie finit par se cicatriser après plusieurs évidements.

Dans ces cas il s'agit donc d'une synovite tuberculeuse combinée à une ostéite fongueuse tuberculeuse de la tête de l'humérus, envahissant la moelle de la diaphyse où elle fait naître également une tuberculose fongueuse. Il est évident que dans ces circonstances le pronostic sera très douteux, même si l'on fait la résection. Dans des cas comme celui relaté plus haut, on ne pourra obtenir la guérison qu'en pratiquant l'amputation.

Quant à la cause pour laquelle c'est précisément à l'épaule que la tuberculose s'étend de la partie spongieuse de la tête de l'humérus à la cavité médullaire, de préférence aux autres articulations, nous croyons que cela est dû à ce que le canal médullaire se trouve très rapproché de la partie de la tête qui est primitivement atteinte : la diaphyse est en contact immédiat avec l'épiphyse et celle-ci pénètre jusque dans la tête et au-dessus de l'insertion de la synoviale.

§ 18. Par contre, les processus osseux graves qu'on pourrait détruire par un traitement local, sans faire l'ablation complète de la tête de l'humérus, ne sont pas fréquents dans cette articulation. Plusieurs fois déjà, lorsqu'il y avait des fistules ayant perforé le deltoïde, nous avons enlevé avec la curette ou le ciseau et le maillet, des foyers tuberculeux de la tête qui s'étaient ouverts non dans l'articulation, mais au-delà des limites de la membrane synoviale. Ces formes s'observent assez souvent chez les petits enfants. Tantôt il s'agit de foyers de granulations siégeant à la ligne épiphysaire, qui s'étendent surtout vers la diaphyse, tantôt d'une nécrose tuberculeuse. Cette dernière n'est pas précisément rare à l'articulation de l'épaule, et elle siège alors à l'origine de la diaphyse.

Dans ces cas, l'articulation est souvent remplie de masses de tissu fibreux, et c'est ce qui la garantit contre une infection tuberculeuse. J'ai déjà obtenu plusieurs fois la guérison dans des cas de ce genre par des opérations partielles.

En revanche, nous ne pouvons enregistrer qu'un cas où nous puissions nous vanter d'avoir arrêté la marche de la maladie par l'extirpation d'un séquestre tuberculeux *de l'intérieur de l'articulation*, et d'avoir conservé à celle-ci la quasi-intégrité de ses fonctions.

Un petit garçon de 3 ans ayant fait une chute sur l'épaule gauche, avait conservé de la raideur et du gonflement de l'articulation. Le gonflement avait fini par se localiser à la face postérieure de l'épaule, à l'extrémité de l'omoplate, et par donner lieu à un abcès. Une incision faite à cet endroit évacua un pus caséeux. On tomba aussitôt dans l'articulation qui avait été ouverte à sa face postérieure : la synoviale paraissait atteinte de dégénérescence fongueuse à un degré modéré, tandis que toute la portion glénoïdienne de l'omoplate se trouvait transformée en un grand séquestre. On l'extirpa et l'on égalisa la surface osseuse à coups de ciseau et avec la curette. On détruisit ensuite les fongosités et l'on appliqua de l'iodoforme sur la plaie. La tête de l'humérus était saine. Au bout de deux mois, on laissa partir l'enfant à la demande des parents; il se servait très bien de son bras, et il ne restait plus qu'une fistule qui ne donnait que très peu de pus.

Indépendamment des formes de tuberculose dont il a été question, on rencontre à l'articulation scapulo-humérale, notamment chez les personnes âgées, atteintes de tuberculose pulmonaire, des arthrites caséeuses-purulentes. Nous recommandons fortement d'employer dans ce cas la résection. L'opération est relativement peu grave, les patients n'ont presque pas besoin de garder le lit, et si même la guérison ne se fait pas de suite, surtout après des abcès et des fistules un peu considérables, la diminution de la suppuration amène aussitôt une grande amélioration dans leur état.

V. — TUBERCULOSE DE L'ARTICULATION DU COUDE.

§ 19. Cinquante-deux résections du coude ont été faites à la clinique de Gœttingue : dix cas appartenaient à la forme synoviale, et quarante-deux à la forme ostéale de la tuberculose.

Cette dernière forme présente plusieurs caractères typiques dans les divers os qui concourent à la formation de l'articulation. C'est le radius qui est le plus rarement atteint. Sur les quarante-deux cas, nous n'avons trouvé qu'une fois une affection de la tête du radius, ayant perforé l'articulation. L'os le plus souvent malade est le cubitus : vingt-deux fois, et plus particulièrement l'olécrane ainsi que la partie juxta-articulaire de l'os. Ces endroits sont le siège d'amas de fongosités ou d'infarctus tuberculeux. Un fait très important, c'est que les foyers qui se trouvent dans les os ne se font souvent jour qu'à l'extérieur, ou du moins, que la propagation à l'intérieur de l'articulation ne se produit souvent qu'après la perforation à l'extérieur. Les abcès et les fistules qui vont vers les foyers de l'olécrane et de la partie supérieure du cubitus, sont situés à la face postérieure de l'avant-bras, le plus souvent sur le côté radial du cubitus. Il ne faut pas non plus perdre de vue que lorsque le processus siège dans le cubitus, il envahit assez souvent la diaphyse, au tiers supérieur, parfois même encore plus bas. Il s'agit alors soit d'un séquestre, soit d'une tuberculose progressive infiltrée.

L'humérus a été dix-sept fois le siège primitif de la maladie; deux fois on a trouvé des foyers dans l'humérus et dans le cubitus. Dans un petit nombre de cas, le processus se développe dans les épicondyles, sans perforer le sac synovial, mais le plus souvent on trouve les foyers à l'intérieur de l'article, tantôt sous le cartilage, tantôt à la trochlée humérale ou au condyle; assez souvent on le rencontre à la limite même de la synoviale. De temps à autre on trouve des galeries sinueuses, remplies de fongosités, semblables à un clapier, ou des infiltrations tuberculeuses, s'étendant bien au-delà de l'articulation jusque dans la diaphyse, voire dans le canal central de la moelle. Cet état de choses s'oppose parfois à ce qu'on pratique la résection et force le chirurgien à faire l'amputation, à moins de livrer la guérison en quelque sorte au hasard.

Plus je vois de tuberculoses de l'articulation du coude, plus je me confirme dans l'opinion que le traitement conservateur ne fournit que des résultats fort incertains. Mon estimé prédécesseur, M. le professeur Baum, a traité par la méthode conservatrice un assez grand nombre de ces affections du coude, où j'ai dû faire ensuite la résection au bout d'un certain nombre d'années, parce que, malgré le traitement le plus soigneux, la guérison ne survenait pas. J'ai dû de même faire la résection chez des malades où d'autres chirurgiens s'étaient efforcés pendant des années, par tous les autres moyens en leur pouvoir, d'obtenir la guérison.

En faisant l'opération, on découvre du reste les causes de cet échec. Il s'agit de processus graves dans les os, inaccessibles aux autres moyens de traitement ; en outre le mécanisme de cette articulation, qui est une combinaison de diarthrose (radius et condyle huméral), et de ginglyme (trochlée humérale et cubitus) n'est pas du tout favorable à une guérison spontanée. Notre avis est donc qu'il ne faut pas trop retarder la résection, si le processus a pris une extension considérable, soit qu'il s'agisse de fistules, ou d'abcès articulaires sans fistules, soit qu'il s'agisse d'un fongus simple. Il ne faut excepter de cette règle que les cas où il s'agit d'individus très jeunes, ou ceux où la situation matérielle du patient est telle que l'amputation est préférable à la résection.

Le fait est que la résection n'est pas une opération bien dangereuse, et que les résultats, si l'on n'est pas trop exigeant, n'en sont pas mauvais. Nous entendons par là qu'il ne faut pas comparer les fonctions de l'articulation réséquée à celles de l'articulation *normale*, mais bien à celles qui s'établiraient après la guérison *sans* résection. Sous ce rapport on peut hardiment dire que les résultats sont bons, bien qu'en règle générale on ne puisse pas arriver à l'extension complète, ni à des mouvements de rotation étendus.

Quant au *Manuel opératoire*, nous en somme revenus, après divers autres essais, à la méthode de Langenbeck. Nous nous en écartons seulement souvent en ce que nous conservons les apophyses, en ce sens que nous détachons de l'olécrane une lamelle osseuse, à laquelle restent adhérents, en haut, le tendon du triceps, et, en bas, le périoste du cubitus, et que nous faisons sauter les deux épicondyles avec leurs insertions musculaires, au lieu de décoller les parties molles comme le fait Langenbeck.

Mais bien que nous reconnaissions, avec beaucoup d'empressement, les avantages de la résection du coude, et que nous la rangions sans hésitation parmi les opérations conservatrices les plus salutaires, nous avons fait dans ces derniers temps de nombreuses tentatives d'éviter la résection et d'obtenir la guérison des foyers circonscrits par des opérations partielles, en nous fondant sur le progrès de nos connaissances relativement à la nature des foyers primitifs des os de cette jointure. Aucune autre articulation ne présente des conditions aussi favorables pour ce genre d'opérations. Il va de soi que les résultats sont plus favorables lorsqu'on peut attaquer les foyers avant qu'ils ne pénètrent dans l'articulation, et à ce point de vue, c'est surtout le cubitus, et plus particulièrement l'olécrane, qui donne le plus souvent lieu à cette opération.

Pendant ces quatre dernières années, on a fait à la clinique de Gœttingue presque autant d'opérations partielles que de résections de l'articulation du coude : vingt-deux contre vingt-six. Onze fois on a opéré sur le cubitus, dix fois sur l'humérus, et une fois sur le radius. Le cubitus est naturellement celui des trois os qui se prête le mieux et le plus souvent à des opérations de ce genre, attendu qu'on peut extirper les foyers siégeant dans l'olécrane, avant que l'articulation ne soit malade, ou du moins avant que l'infection tuberculeuse n'ait envahit l'articulation dans une grande étendue.

Il ne sera pas sans intérêt de donner quelques détails précis sur ces opérations partielles. D'après les renseignements que nous avons pu nous procurer jusqu'à présent, deux personnes sont mortes après l'opération, toutes deux de tuberculose généralisée. Dans le premier cas, la maladie s'est développée presque aussitôt après l'opération; dans le second, seulement après la guérison. Quatre patients ont quitté l'hôpital sans être guéris, et l'on ignore ce qu'ils sont devenus; deux autres ne sont pas encore guéris à l'heure qu'il est. De ceux dont le sort ultérieur est connu, quatorze ont été guéris, et dans un certain nombre de cas, les fonctions de l'articulation sont restées complètement intactes. Treize fois on a dû ouvrir l'articulation : il y a eu huit guérisons. Neuf fois on n'a pas eu à ouvrir la cavité articulaire, et il y a eu six guérisons. Voici comment les opérations se répartissent, d'après le siège de la maladie : onze fois on a enlevé des foyers tuberculeux de l'olécrane et du cubitus, neuf fois on a opéré sur l'humérus, six fois sur le condyle externe, deux fois sur le condyle interne, et une fois sur la trochlée; une fois le foyer tuberculeux siégeait dans la tête du radius.

FIN.

OUVRAGES EN VENTE

A LA

LIBRAIRIE MÉDICALE ET SCIENTIFIQUE

DE

A. MANCEAUX	GEORGE CARRÉ
12, RUE DES TROIS-TÊTES, 12	112, BOULEV. ST-GERMAIN,
Montagne de la Cour.	en face de l'École de médecine.
BRUXELLES	PARIS

NOTA. — Tous les ouvrages portés dans ce Catalogue sont expédiés par la poste, dans les provinces et les pays de l'Union postale, *franco* et sans augmentation sur les prix désignés.— Prière de joindre à la demande des *timbres-poste* pour une somme de moins de cinq francs ou un *mandat*. — *On ne reçoit que les lettres affranchies.*

Albrecht (Paul). Sur les copulae intercostoïdales et les hémisternoïdes du sacrum des mammifères, 18 grav. dans le texte, 24 p., 1883. 2,00

— Sur les éléments morphologiques du manubrium du sternum chez les mammifères. In-8°, 51 pages, 19 gravures dans le texte. Bruxelles, 1884. 7,00

— Sur la fente maxillaire double sous-muqueuse et les quatre os intermaxillaires de l'ornithorynque adulte normal. 6 p. avec une grav. dans le texte. Bruxelles, 1883. 0,50

— Mémoire sur le basiotique, un nouvel os de la base du crâne, situé entre l'occipital et le sphénoïde. Avec 9 gravures intercalées dans le texte. 3,50

— Sur les paracostoïdes des vertèbres lombaires de l'homme. Avec 2 gravures intercalées dans le texte. 0,50

— Sur les 4 os intermaxillaires, le bec-de-lièvre et la valeur morphologique des dents incisives supérieures de l'homme. Avec 1 planche et 5 gravures intercalées dans le texte. Bruxelles, 1883. 3,50

— Sur le crâne remarquable d'une idiote de 21 ans, avec des observations sur le basiotique, le squamosal, le quadratum, le quadrato-jugal, le jugal, le post-frontal postérieur et le post-frontal antérieur de l'homme. Avec 2 planches et 8 gravures intercalées dans le texte. Bruxelles, 1883. 5,00

— Sur le pelvisternum des édentés (avec des observations morphologiques sur l'appareil sternal des animaux vertébrés). Présenté à l'Académie royale des sciences, des lettres et des beaux-arts de Belgique. Avec 10 grav. interc. dans le texte. Bruxelles, 1883. 3,50

Albrecht (Paul). Sur la valeur morphologique de la trompe d'Eustache. In-8°, 13 grav. Bruxelles, 1884. 4,00

— Sur la valeur morphologique de l'articulation mandibulaire, du cartilage de Meckel et des osselets de l'ouïe avec essai de prouver que l'écaille du temporal des mammifères est composée primitivement d'un squamosal et d'un quadratum. Avec une gravure. Bruxelles, 1883. 2,50

— Epiphyses osseuses sur les apophyses épineuses des vertèbres d'un reptile. *(Hatteria punctata Gray).* Avec 2 gravures intercalées dans le texte. Bruxelles, 1883. 0,50

— Sur la fossette vermienne du crâne des mammifères. Avec une planche. Bruxelles, 1884. 3,50

— Sur les spondylocentres du crâne, la non-existence de la poche de rathke et la présence de la chorde dorsale et de spondylocentres dans le cartilage de la cloison du nez des vertébrés, avec 4 grav. intercalées dans le texte. Bruxelles, 1884. 3,50

— Sur les homodynamies qui existent entre la main et le pied des mammifères, in-8°, 10 p. 1,00

Barella. Les alcools et l'alcoolisme, 1880, in-8°, 165 p. 3,00

— De la mort subite puerpérale. 1874, in-8°. 2,00

— Clinique médicale des affections du cœur et de l'aorte. Observations de médecine pratique, traduites de l'anglais. In-8°, 246 pages et planches. 4,00

— De l'abus des spiritueux, maladies des buveurs. 1879, beau vol. in-12, 200 pages. 3,00

Baudon. De la valeur relative des amputations et des résections dans les tumeurs blanches. 1878, in-8°. 147 pages. 2,00

Belval. Essai sur l'organisation générale de l'hygiène publique. 1876, in-8°, 306 pages. 7,50

Bizzozero et **Firket.** — Manuel de microscopie clinique, chimie clinique, microscopie légale, technique microbiologique, par les docteurs G. Bizzozero, professeur de pathologie à l'Université de Turin, et Ch. Firket, assistant d'anatomie pathologique à l'Université de Liège. 2e édit. française, entièrement revue et considérablement augmentée. 15,00

Bock. Le livre de l'homme sain et de l'homme malade, traduit de l'allemand sur la 5e édit. et annoté par le docteur Victor Desguin, lauréat de l'Académie de médecine de Paris, et M. Camille Van Straelen. Ouvrage enrichi de planches et de gravures intercalées dans le texte. Bruxelles, 1872, 2 vol. in-8°, 800 p. 10,00

Boëns. La bière au point de vue médical, hygiénique et social. 1878, in-8°, 160 pages. 2,00

— Louise Lateau ou les mystères de Bois-d'Haine dévoilés. 2e éd. revue et augmentée. 2,00

— Plus de vaccin, plus de vaccine. In-8°, 1880. 1,00

— Traité pratique des maladies, des accidents et des difformités des houilleurs. 1862, in-8°, 162 pages. 5,00

— Le vaccin jugé par ses partisans. In-8°, 1880. 1,00

— La vaccine obligatoire. Bruxelles, in-8°, 1880. 1,00

— La vaccine. In-8°, 1881. 1,00

— La vaccine au Congrès de Cologne. In-8°, 1882. 3,00

— L'École vaccinatrice et l'École antivaccinatrice. In-8°, 1883. 1,50

— La variole, la vaccine et les vaccinides en 1884. In-8°, 1884. 2,50

Bojanus. Application de la médecine homœopathique aux traitements chirurgicaux. Faits divers de médecine opératoire. Compte-rendu des résultats obtenus à l'hôpital des Apanages de Nijny-Nowgorod (Russie). In-8°, IV-233 pages avec atlas de 15 planches photolithographiques. 1864. 7,00

Bouqué. Du traitement des fistules uro-génitales de la femme, par la réunion secondaire. (Cautérisation simple. — Cautérisation suivie de l'application des instruments nécessaires.) 1875, in-8°, 261 pages. 4,00

Bribosia. Etude sur la cocaïne, par le docteur Ed. Bribosia, oculiste. Brochure in-8°, 1884. 1,00

Burggraeve. Les appareils ouatés ou nouveau système de déligation pour les fractures, les entorses, les luxations, les contusions, les artropathies, etc., avec 20 planches gravées sur des épreuves photographiées. 1859, gr. in-folio, 100 p. 50,00

— Œuvres médico-chirurgicales. 1862, grand in-8°, 423 p. 3,00

Buys. Traitement du kyste de l'ovaire, du pyothorax, de l'hydrothorax, des plaies, etc., par la compression et l'aspiration continues. Procédés et appareils nouveaux. Ouvrage ext. des *Mém. de l'Acad. roy. de méd. de Belg.*, orné de 3 grandes planches lithogr., suivi d'une observation de corps étranger, extrait de l'articulation du genou, recueillie par M. Hauchamps, dans le service de M. le docteur Deroubaix, à l'hôpital St-Pierre de Bruxelles. 1870, in-8°, 118 pages et planches. 3,00

Casse. De la transfusion du sang. 1874, in-8°, 182 p. et pl. 4,00

— Terrains et microbes. In-8°. 1884. 1,25

Cauderlier (Em.). Les Boissons alcooliques et leurs effets sociaux en Belgique. D'après des documents officiels. 1,00

— Les Boissons alcooliques en Belgique et leur action sur l'appauvrissement du pays. Broch. gr. in-8°. Bruxelles, 1884. 1,00

Cazenave (de la Roche). Traité pratique des Eaux-Bonnes. 1877, in-8°, 260 pages. 3,50

Charles. Clinique obstétricale, deuxième série de cent opérations pratiquées dans des accouchements difficiles. 1878, in-8°, 108 pages. 4,00

— Des déplacements de la matrice en arrière pendant la grossesse (mémoire couronné par l'Académie de médecine de Paris, prix Capuron, 1874). 1878, in-8°, 300 pages et fig. 6,00

Charon. Contribution à la pathologie de l'enfance, 2e édition, revue et augmentée. 1881, in-8° avec figures et 6 planches noires et en chromo. 6,00

Congrès international d'hygiène, de sauvetage et d'économie sociale. 1876, 2 forts volumes grand in-8° d'environ 900 pages chacun. 25,00

— périodique international des sciences médicales, 3e session. Vienne, 1873. Compte-rendu résumé, publié d'après les documents officiels fournis par le bureau du Congrès de Vienne, par le comité de publication des actes du Congrès médical de Bruxelles. In-8°. 4,00

— périodique international des sciences médicales, 4e session. Bruxelles, 1875. Compte-rendu publié, au nom du bureau, par MM. Warlomont, Duwez et Verriest. 1876, in-8°, 1050 pages avec figures. 15,00

Crocq. Traité des tumeurs blanches des articulations. Ouvrage publié par la Société des sciences médicales et naturelles de Bruxelles, accompagné de planches lithographiées. 1853, in-8°, XVI-725 pages. 12,00

— Du traitement des fractures des membres. Mémoire couronné par l'Académie de médecine de Belgique. 1851, in-4°, 544 p. 6,00

Da Costa Alvarenga. Précis de thermométrie clinique générale, trad. du portugais, par le d^r Papillaud. 1871, 1 vol. 6,00

Dambre. Traité de médecine légale et de jurisprudence de la médecine, 3e édition, revue par un professeur. 1885, in-8°, 612 pages. 8,00

Debacker. Nécessité de l'accouchement antiseptique dans les centres populeux, in-8°, 53 pages. 2,00

Degive. Manuel de maréchalerie. 1883, cart. 2,50

Delogne. Flore cryptogamique de la Belgique. 2me livraison (mousses). 1885. 5,00

Delporte (A.). Notice sur les travaux nécessaires pour compléter le réseau géodésique belge. 1884, in-8°. 2,00

De Molinari. Guide de l'homœopathiste, indiquant les moyens de se traiter soi-même dans les maladies les plus communes, en attendant l'arrivée du médecin. 2e édit, 1871, 1vol. in-12. 3,00

Deneffe. Nouveaux trocarts pour la ponction hypogastrique de la vessie. In-8° avec planches. 1,00

Deneffe et **Van Wetter.** De l'anesthésie produite par injection intra-veineuse de chloral, selon la méthode de M. le professeur Oré. 1875, in-8° de 230 pages. 3,50

— Nouvelles études sur l'anesthésie par injection intra-veineuse de chloral. 1879, in-8°, 128 p. 2,00

— De la ponction de la vessie. 1874, in-8° de 300 pages et pl. chrom. 4,00

Deneubourg. Traité pratique d'obstétrique ou de la parturition des principales femelles domestiques, comprenant tout ce qui a rapport à la génération et à la mise bas naturelle, les soins à donner à la mère et au nouveau-né de suite après la naissance, pendant l'allaitement et à l'époque du sevrage. 1880, in-8°, 583 pages avec 38 figures dans le texte. 8,00

Deroubaix. Clinique chirurgicale de l'hôpital Saint-Jean, par M. le professeur Deroubaix. Observations recueillies par M. Thiriar, aide de clinique, depuis le 1er avril 1881 jusqu'au 1er juillet 1882. Gr. in-8°, 220 p. avec fig. dans le texte. 5,00

— Clinique chirurgicale de l'hôpital Saint-Jean.

I. Observations et leçons cliniques recueillies par M. Lebrun, aide de clinique, depuis le 1er octobre 1877, jusqu'au 1er juillet 1879. 1881, grand in-8° avec figures. 4,00

II. Seconde partie des observations et leçons cliniques recueillies depuis le 1er octobre 1877, jusqu'au 1er juillet 1879. 1881, grand in-8° avec figures. 4,00

Deroubaix. Traité des fistules uro-génitales de la femme, comprenant les fistules vésico-vaginales, vésicales cervico-vaginales, uréthro-vaginales cervico-utérines, vésico-utérines. 1872, un gros vol. in-8° de 824 pages, orné de planches intercalées dans le texte. 12,00

— Compte-rendu des travaux relatifs à la chirurgie pendant la période 1841-1866. 1867, in-8°, 103 pages. 1,50

— Fragments sur la compression. In-8°, 50 p. 1,00

— Quelques mots à propos du nouveau projet de loi sur l'enseignement supérieur. 1883. Brochure in-8° de 48 p. 1,25

De Saint-Moulin. De l'accouchement prématuré artificiel particulièrement envisagé dans ses moyens d'exécution. 1878, in-8°, 154 pages. 2,50

Desguin. Nouvelle étude critique sur les symptômes cérébraux du rhumatisme. 1870, in-8°, 120 pages. 2,00

— Etude de métalloscopie et de métallothérapie. 1880, in-8°. 2,00

— Le burquisme, métalloscopie et métallothérapie. Rapport fait à l'Académie royale de médecine de Belgique, dans la séance du 29 décembre 1883, par le docteur VICTOR DESGUIN. In-8°. 1,25

Desmet (Édouard). Des rétrécissements du canal de l'urèthre. 1880, in-8°, 560 pages. 7,50

De Smeth (Joseph). Les maladies et les infirmités de l'esprit. Conférence clinique recueillie par Longfils. (Extrait des *Annales de l'Université.*) In-8°, 40 pages. 2,00

— Symptômes et traitement des maladies mentales à leur début, par le docteur Alb. Erlenmeyer. (Mémoire couronné par la Société allemande de psychiatrie et de psychologie légale.) Traduit de l'allem., sur la 5e édit. 1868, in-8°, 160 pages. 3,00

De Smeth (Joseph). De la mélancolie. Étude médicale. Thèse présentée à la faculté de médecine de Bruxelles. 1872, in-8°. 5,00

Dewalque. Prodrome d'une description géologique de la Belgique. 2e édition, 1880, fort. vol. in-8°. 8,00

Didacus. La science du mouvement et des innovations proposées pour l'enseignement de la gymnastique. 1884, in-8°. 3,00

Droixhe. Conférences universitaires sur la médecine pratique de l'enfance (partie spéciale). 1884, in-8°. 4,00

Dumoulin. De l'emploi thérapeutique des sels de cuivre dans la scrofulose, par N. Dumoulin, professeur de thérapeutique et de clinique médicale, à l'Université de Gand. 1885. Broch. in-8°, 40 pages. 2,00

Dutrieux-Bey. Le choléra dans la basse-Egypte en 1883. Relation d'une exploration médicale dans le Delta du Nil, pendant l'épidémie cholérique, par Dutrieux-Bey. 1884. In-8°, 287 pages avec carte explicative. 5,00

— Souvenir d'une exploration médicale dans l'Afrique intertropicale (avec carte explicative). 1 vol. grand in-8° de 146 pages. 3,50

Esmarch. Les premiers soins à donner en cas d'accidents subits. — Trad. par le Dr EUGÈNE VAN OYE. Petit in-8°, de 100 p. Bruxelles, 1884. 1,25

Félix. De l'assainissement des villes et des habitations au moyen du comburateur hygiénique au gaz. 1880, in-8°. 2,50

— De la destruction des gaz méphitiques. 1876, in-8°. 1,50

— De l'action physiologique et thérapeutique du phosphore pur et de son emploi dans le traitement curatif de la bronchite chronique, de l'emphysème et de la phtisie pulmonaires. 1881, in-8°. 4,00

— Etude clinique sur la fistule à l'anus et son traitement au moyen de la section linéaire. Méthode et procédés nouveaux. 1875, in-8°. 2,00

— Etude sur les hôpitaux et les maternités. 1876, in-8°, 64 pages avec croquis, plans, devis, etc. 2,00

— Considérations sur l'attelage du cheval et du chien. 1877, in-8°, 16 pages. 1,00

— Des avantages du pansement métallique, à feuilles d'étain dans la chirurgie des armées. In-8° de 36 pages. 1,50

Foelen. Manuel populaire sur les soins à donner aux chevaux, ânes et mulets employés au travail dans les champs ou dans l'industrie. 1867, in-12, 115 pages. 1,00

Francotte. La diphtérie, considérée principalement au point de vue de ses causes, de sa nature et de son traitement. Mémoire de médecine couronné au concours de l'enseignement supérieur de l'année 1881-1882. Vol. in-8°, 416 pages avec planch. lith., 2e édit. 8,00

Francotte (P.). Théorie de la formation des images microscopiques d'après Abbe, par P. Francotte. In-8°, 20 pages et 1 planche. 1,00

— Description d'instruments construits par M. Reichert, de Vienne, par P. Francotte. In-8°, 6 pages et 6 figures. 1,00

Formulaire du service de santé de l'armée, des prisons et des chemins de fer, suivi d'une instruction pour les soins à donner dans les cas d'empoisonnement et d'asphyxie. In-8°. 60 pages. 0,50

Forster. Formulaire de poche à l'usage des médecins vétérinaires. Traduit de l'autrichien, par J. B. Derache et J. M. Wehenkel, professeurs à l'école vétérinaire de Bruxelles, d'après la 2e édition, revue et augmentée, 2 vol. Maladies externes. 1878, in-18, XII-187 pages. 6,00

Fritsch. Pathologie et traitement des affections puerpérales, par H. Fritsch, professeur d'obstétrique et de gynécologie à l'Université de Breslau. Ouvrage traduit de l'allemand, par E. Lauwers, docteur en médecine à Courtrai, et E. Hertoghe, docteurs en médecine, à Anvers. (Sous presse.)

Gallez. Histoire des kystes de l'ovaire, envisagée surtout au point de vue du diagnostic et du traitement. Ouvrage couronné par l'Académie royale de médecine de Belgique. 1 vol. in-4° de 1000 p. et atlas de 24 pl. renfermant 112 fig. 9,00

Gravis. Recherches anatomiques sur les organes végétatifs de l'urtica dioïca, L, par A. Gravis. Grand in-4°, Bruxelles, 1885, 256 pages avec 23 planches. 20,00

Guibert. Histoire naturelle et médicale des nouveaux médicaments introduits dans la thérapeutique depuis 1830 jusqu'à nos jours, 2e édit., augmentée des médicaments admis en thérapeutique depuis 1865, jusqu'en 1874, par le docteur Heckel, professeur agrégé à la faculté de Montpellier. Ouvrage couronné (médaille d'or) par la Société royale des sciences médicales et naturelles de Bruxelles. 2 vol. in-8°, 1000 pages (au lieu de 16 francs). 6,00

Hayoit. Des accidents céphaliques sympathiques de la dyspepsie. Bruxelles, 1884. 1,25

Heger. Étude critique et expérimentale sur l'émigration des globules du sang, envisagée dans ses rapports avec l'inflammation. 1878, in-8°. 2,00

— Recherches sur la circulation du sang dans les poumons. 1880, in-8° avec planches. 2,00

— Notice sur l'absorption des alcaloïdes dans le foie, les poumons et les muscles, expériences faites au laboratoire de physiologie de l'Université de Bruxelles. 2,00

— Expériences sur la circulation du sang dans les organes isolés. Introduction à une étude sur les effets toxiques par la méthode des circulations artificielles. 1873, in-8°, 70 p. 2,00

Heger et **Dallemagne.** Études sur les caractères crâniologiques d'une série d'assassins exécutés en Belgique. 1881, in-8° avec 5 planches en photogravure. 4,00

Hermant. Note sur les appareils de déligation pour le transport des fractures en campagne. Nouvelle attelle modelée pour le chargement des fourgons. Nouvelle attelle de campagne articulée applicable à toutes les fractures, par Emile Hermant, médecin principal. 1,50

Jacques. Essai sur la localisation des alcaloïdes dans le foie. Expériences faites au laboratoire de physiologie de l'Université de Bruxelles. 1880, in-8° avec planches. 2,50

— Eléments d'embryologie, leçons recueillies à l'Université de Bruxelles. 1883, 1 vol. in-12 et figures dans le texte, 108 p., ouvrage cart. à l'anglaise. 4,00

— Les crânes du cimetière du Sablon à Bruxelles. (Extrait des *Annales de l'Université*). 1883, in-8°, 97 pages. 3,00

Janssens. Topographie médicale et statistique démographique de la ville de Bruxelles avec plan. Mémoire couronné par l'Académie royale de médecine de Belgique. 1868, in-4°, 250 p. 8,00

— Iodoformognosie ou monographie chimique, physiologique, pharmaceutique et thérapeutique de l'iodoforme, par le docteur Giovanni Righini, traduit de l'italien et annoté par le docteur E. Janssens. (Mémoire auquel la Société des sciences médicales et naturelles de Bruxelles a décerné une médaille d'argent au concours de 1860.) 1860, in-8°. 2,00

— Le service communal de la désinfection à Bruxelles. Discours prononcé dans la séance de l'Académie royale de médecine de Belgique, du 2 août 1884, par le docteur Janssens, membre titulaire. Brochure in-8° de 16 pages. 1,00

Journez (H.). Rapport sur l'épidémie de fièvre typhoïde qui a régné dans la garnison de Liège, pendant le 1er trimestre 1883, in-8°, de 56 pages. 1,50

Koenig. La tuberculose des os et des articulations, d'après les observations personnelles de l'auteur, par le docteur Fr. Koenig, Geheimer medicinalrath, professeur et directeur de la clinique chirurgicale de Goettingue. Traduit de l'allemand par le docteur **Paul Liebrecht,** assistant à l'Université de Liège. Vol. grand in-8° avec 18 figures intercalées dans le texte. (Sous presse.)

Kuborn. Études sur les maladies particulières aux ouvriers mineurs, employés aux exploitations houillères en Belgique. 1863, in-4°, 302 pages. 6,00

— Des causes de la mortalité comparée de la première enfance dans les principaux climats de l'Europe. Rapport présenté au Congrès international d'hygiène et de sauvetage. 1877, grand in-8°, 113 pages. 4,50

— Des causes de la mortalité comparée de la première enfance dans les principaux climats de l'Europe. 1878, in-8°, 140 p. 2,00

Lahousse. Recherches expérimentales sur les lésions histologiques du rein produites par la Cantharidine, suivies de considérations sur divers symptômes de l'albuminurie chez l'homme, par le docteur E. Lahousse, à Anvers. Avec planche lithographiée. 2,00

Lalieu. Manuel d'oxalimétrie ou méthode de titrages fondée sur l'emploi combiné de l'acide oxalique et du permanganate de potasse, applicable à l'essai de substances médicamenteuses, alimentaires, etc. 1881, in-12 avec figures. 3,00

Larondelle. De la valeur relative des amputations et des résections dans les tumeurs blanches. Indications et contre-indications. In-8°, 180 pages. 6,00

Lefebvre. Louise Lateau de Bois-d'Haine. Sa vie. — Ses extases. — Ses stigmates. 2e édition, 1873, in-12, 395 pages. 2,50

— Du choléra. Origine. Propagation. Moyens préservatifs, par le docteur Lefebvre, professeur à l'Université de Louvain, etc. Bruxelles, 1884. In-8° de 40 pages. 1,25

Liebrecht. De l'excision du goître parenchymateux, 1883, in-8°, de 270 pages. 6,00

Lister. Les publications réunies de J. Lister, sur la chirurgie antiseptique et la théorie des germes. Traduit par le docteur G. Borginon. 1881, in-8°, 650 p. avec fig. et pl. 10,00

Logie. Davos et les stations hivernales du Midi (Cannes, Nice, Menton, San-Remo, etc.), par le docteur V. Logie. Bruxelles, 1884. In-8°, 50 pages. 2,00

Lutze. Manuel de l'homéopathie. 1 vol. in-8° de 314 pages. 4,00

Manouvriez. Étude d'hygiène industrielle sur la houille et ses dérivés, de l'anémie des mineurs, dite d'Anzin. 247 p. 5,00

Melsens. Emploi thérapeutique de l'ammoniaque, des sels et des composés ou mélanges ammoniacaux complexes dans les affections des organes respiratoires. Brochure in-8°. 0,50

Melsens. Sur l'emploi de l'iodure de potassium pour combattre les affections saturnines mercurielles et les accidents consécutifs de la syphilis. 1866, in-8°. 1,00

Merchie. Manuel pratique des appareils modelés ou nouveau système de déligation pour les fractures des membres, les luxations, les entorses et autres lésions nécessitant une immobilisation complète et instantanée. 1872, un gros volume in-8° de 600 pages, orné de planches intercalées dans le texte. 8,00

— Appareils modelés ou nouveau système de déligation pour les fractures des membres, précédé d'une histoire analytique des principaux appareils à fractures, employés depuis les temps les plus reculés jusqu'à nos jours. 1 vol. in-8° de 607 p. avec 82 figures intercalées dans le texte. 5,00

Michel. Traité des maladies des fosses nasales et de la cavité naso-pharyngienne, d'après des observations personnelles. Traduit de l'allemand par le docteur A. Capart. 1879, in-8° avec planches. 4,00

— Du traitement des maladies de la gorge et du larynx. Etudes cliniques par le docteur Carl Michel (de Cologne). Ouvrage revu spécialement par l'auteur pour l'édit. franç., trad. de l'allem., par le docteur Calmettes. 1884. 1 vol. gr. in-8°, 144 p. 4,00

Miot. Recherches physiologiques sur l'innervation du cœur. 1876, in-8°, 140 pages. 3,00

— Recherches physiologiques sur la formation des globules du sang. 1865, in-4°. 3,00

Moeller. Du traitement des maladies nerveuses par l'électricité statique. 1883, in-8°, 31 pages. 2,00

— Du daltonisme au point de vue théorique et pratique. Étude critique des méthodes d'exploration du sens chromatique et rapport à M. le Ministre des travaux publics sur la réforme des employés de chemin de fer, affectés de daltonisme en Suède, Norwège et Danemark. In-8°, 146 pages. 2,50

— Du massage, son action physiologique, sa valeur thérapeutique, spécialement au point de vue du traitement de l'entorse. In-8°, 27 pages. 1,50

Monin. Essai sur les odeurs du corps humain dans l'état de santé et dans l'état de maladie, par le docteur E. Monin. Mémoire couronné par la Société de médecine pratique. Un vol. in-16, 130 pages. 2,00

— Traitement du diabète, par le docteur Monin. Mémoire cou

ronné par la Société de médecine d'Anvers. In-8°, 68 p. 2,00

Mourlon. La téléphonie à grande distance, système de télégraphie et de téléphonie simultanées, par les mêmes fils de F. Van Rysselberghe, par Charles Mourlon, secrétaire de la Société belge d'électriciens. 3e édit., in-8° avec grav. et pl. dans le texte. 3,00

Mouvement hygiénique (Le). Paraît le 10 de chaque mois, par cahier de deux feuilles et demie au moins (40 pages in-8°). Le prix de l'abonnement est de 8 fr. par an pour la Belgique, 10 fr. pour l'étranger.

Norlander et **Martin.** Manuel de gymnastique rationnelle suédoise, à l'usage des écoles primaires, des écoles moyennes, des athénées, des écoles normales, de l'armée et de la marine, publié d'après les meilleures sources. 1883, in-8°, VIII-242 p., 3 planches et 294 figures intercalées dans le texte. 5,00

Nyssens. Traitement spécifique de la dysenterie. 32 p. 1,50

Peeters. Gheel et le patronage familial. — Lettres médicales. Vol. grand in-8° de 250 pages. Bruxelles, 1883. 4,50

— L'alcool, physiologie, pathologie et médecine, par le docteur J. A. Peeters, médecin-inspecteur de la colonie d'aliénés de Gheel. (Sous presse.)

Petit. Vingt-cinq années de pratique chirurgicale. Traitement des affections chirurgicales que l'on rencontre le plus fréquemment dans les centres industriels. 1882. 2,50

Philippart. Des émissions sanguines dans le traitement des maladies aiguës, suivi du rapport dont il a été l'objet à l'Académie royale de médecine de Belgique, dans la séance du 27 janvier 1883. In-8°. 2,00

Prinz et **Van Ermengem.** Recherches sur la structure de quelques diatomées contenues dans le « Cemenstein » du Jutland. Bruxelles, 1883. Grand in-8°, 5 pl. hors texte. 4,50

Rommelaere. Du diagnostic du cancer. 1883, in-8° 93 p. 3,00

— Recherches sur l'origine de l'urée. 1880, in-8°, 107 p. 2,00

— De la déformation des globules rouges du sang. 1874, in-8°, 48 pages avec 4 planches. 2,00

— Etude sur Van Helmont. 1868, in-4° de 272 pages. 6,00

— De la pathogénie des maladies urémiques. Étude de physiologie pathologique. In-8° avec planches. 2,00

— De l'empoisonnement par le phosphore. 1871, in-8°, 80 p. 2,00

— De l'empoisonnement par le phosphore et de son traitement

par l'essence de térébenthine de France. 1875, in-8°, 47 p. 2,00

Rommelaere. De l'atelectasie pulmonaire. 1881, in-8°. 4,00

— De l'accélération cardiaque extrême. Contribution à l'étude des névroses de la motilité cardiaque. 1883, 48 pages. 1,00

— De la mensuration de la nutrition organique. Première partie : azoturie et chlorurie. 1883, 60 pag. 1,00

Sachs et **Raeymaeckers.** Revue des progrès de la culture des betteraves à sucre. Grand in-8°, de 72 pages, avec fig. 2,00

Scheuer. Traité des eaux de Spa. — Promenades et distractions. Vertus et mode d'emploi des eaux et des bains. Hygiène des malades. Indications et conduite du traitement. 2e édit., revue et considérablement augmentée. 1881, in-12, VI-328 p. et grav. 4,00

— Un chapitre de chirurgie conservatrice pour le traitement des fractures compliquées et d'autres lésions graves des membres inférieurs. 1878, in-8° avec 3 gravures. 3,00

Schroëder. Manuel des maladies des organes sexuels féminins, par le professeur D. Carl Schroeder, de Berlin. Traduction française, d'après la 6e édition. In-8° avec nombreuses figures dans le texte. (Sous presse.)

Stappaerts. Examen du système de S. Hahnemann. Le spiritualisme et le matérialisme en médecine. 1881, in-8°. 4,00

Stiénon. Étude sur la structure du névrome (extrait des *Annales de l'Université de Bruxelles*). Bruxelles. In-8°, 24 pages avec 2 pl. 1,00

— Action physiologique de la quinine sur la circulation du sang, expériences faites au laboratoire de physiologie de l'Université de Bruxelles. In-8° de LVIII-99 pages et 13 planches. 4,00

— Recherches sur la structure des ganglions spinaux chez les vertébrés supérieurs. 1880, in-8° avec fig. et pl. 2,00

Talbert. L'allaitement maternel, conseils aux mères de familles, par le docteur Talbert, ancien inspecteur de la direction municipale des nourrices de la ville de Paris. 1 vol. in-12, 60 pages. 1,25

Tamine. Recherches théoriques et pratiques sur les accumulateurs électriques, par René Tamine, ingénieur des ponts et chaussées. 1 vol. gr. in-8° de 333 pages avec fig. 7,50

Thiriar. De la pleurésie purulente chez les enfants, considérée surtout au point de vue de son traitement par la thoracentèse et les injections iodées, après anesthésie par le chloral. In-8°, 87 pages. Bruxelles, 1877. 2,00

Thiriar. De l'ovariotomie antiseptique considérée surtout au point de vue du traitement du pédicule et de la plaie abdominale, ainsi que de l'étude physiologique et pathologique des accidents dus aux lésions nerveuses. 1882, in-8°, 300 p. 6,00

— Etude sur le traitement des plaies des arcades palmaires. 1881, in-8°. 2,00

Tirifahy. Kystes ovariques multiloculaires, ovariotomie antiseptique, suture péritonéale indépendante, refoulement du pédicule dans l'abdomen. 1882, in-8°. 2,50

Tripier. L'électricité et le choléra, genèse, prophylaxie et traitement, par le docteur A. Tripier. (Extrait du journal, *La lumière électrique*, n° du 2 avril 1884.) 0,50

Troeltsch (de). Anatomie de l'oreille appliquée à la pratique et à l'étude des maladies de l'organe auditif. 1862, in-12, 172 p. 2,50

Van den Corput. Aperçu de matière médicale et de thérapeutique brésiliennes. 1865, in-8°, 55 pages. 2,00

— Des fécules et des substances propres à les remplacer au point de vue de l'alimentation et des applications techniques. — Rapport présenté à M. le Ministre de l'Intérieur, au nom de la commission du concours institué par arrêté royal du 25 octobre 1855, 1 vol. in-4°. 3,00

— Histoire naturelle et médicale de la trichine. Recherches sur l'ancienneté de la maladie produite par cet entozoaire; symptômes, diagnostic et traitement de la trichinose; mesures pour prévenir son développement. 1866, in-8°, 42 p. avec grav. 2,00

— La crémation. In-8°, 13 pages. 1,00

— Les désinfectants et les antiseptiques au point de vue de la prophylaxie de quelques maladies. In-8°, 34 pages. 1,00

Van Ermengem. Contribution à l'étude du microbe du choléra asiatique; recherches sur un microorganisme découvert par MM. Finkler et Prior dans le choléra sporadique. Bruxelles, 1884. In-8°, 37 pages et 4 photographies. 3,00

— Recherches sur le microbe du choléra asiatique, par le docteur Van Ermengem. Orné de 12 planches en phototypie et nombreuses gravures dans le texte. 15,00

Van Lair. Sur un cas d'herpès tonsurans. 1871, in-8°, 16 p. 1,00

— Spring. Sa vie et ses travaux. 1872, in-8°, 87 p. et portr. 2,50

— Recherches anatomiques sur l'éléphantiasis des Arabes. 1871, in-8°, 45 pages et 3 planches. 2,00

— Les névralgies, leurs formes et leur traitement. 2e édition, entièrement refondue et considérablement augmentée. 1882, grand in-8°, 350 pages. 8,00

Van Lair et **Masius.** De la microcythémie. 1871, in-8°, 101 pages. 2,00

Vindevogel. Guide du poitrinaire ou méthode à suivre pour prévenir et guérir les maladies du sang et de la poitrine ainsi que la débilité constitutionnelle. 1881, in-32, 40 pages. 0,50

— Etudes et observations sur les tumeurs, au point de vue de leur traitement curatif radical. (Ouv. exposant la pratique suivie par les médecins de l'Institut Windelincx, et relatant les cures y opérées.) Bruxelles, 1884. 3,00

— Le même ouvrage avec planches photographiées, exposant plus de 40 cures. 20,00

Warlomont. Quelques mots sur un nouveau cas de chromhydrose palpébrale. 1864, in-8°, 80 pages. 2,00

— Louise Lateau. Rapport médical sur la stigmatisée de Bois-d'Haine. 1875, in-8°, 195 pages. 4,00

— La fève de Calabar, ses propriétés physiologiques et son application à la thérapeutique oculaire. 1863, in-8°, 36 pages. 1,00

— Compte-rendu du Congrès périodique international d'ophthalmologie, 2e session. 1863, in-8°, 252 pages et portraits. 12,50

— De la valeur du diplôme de médecin allemand, délivré par les jurys spéciaux de l'Allemagne du nord à la suite de l'examen d'Etat (Staats-Prufung). 1880, in-8°. 0,50

— Louise Lateau devant l'Académie royale de médecine de Belgique. 1875, in-8°, 260 pages. 4,00

— De l'admission des médecins étrangers à exercer l'art de guérir en Belgique. 1879, in-8°. 0,75

Warlomont. Traité de la vaccine et de la vaccination humaine et animale. 1883, in-8°, 384 pages et 1 planche. 7,00

— La vaccine et la vaccination obligatoire à l'Académie royale de médecine de Belgique. 1881, in-8°, 92 pages. 3,00

Warlomont, Duwez et **Verriest.** Compte-rendu du Congrès périodique international des sciences médicales, 4e session. 1875, in-8°, CCXVIII-814 pages. 15,00

Wasseige. Des opérations obstétricales. Cours professé à l'Université de Liége. 1881, in-8° avec fig., cart., 2e tirage. 10,00

PUBLICATIONS PÉRIODIQUES.

Annales de l'Université de Bruxelles. (Faculté de médecine.) Tome I, II, III et IV. Grand in-8° avec planches et gravures dans le texte. Chaque vol. se vend séparément. 10,00

Annales de la Société belge de microscopie. Tomes I à IX. Chaque volume. 8,00

Procès-verbaux mensuels. Chaque fascicule. 0,65

Archives médicales belges, organe du corps sanitaire de l'armée. Paraissant chaque mois par livraison de 80 pages. Prix de l'abonnement annuel. 10,00

Bibliographie de Belgique. Journal officiel de la librairie, paraissant le 1er et le 15 de chaque mois. Abonnement annuel pour la Belgique, 4 fr., pour l'étranger, le port en plus.

Bulletin de l'Académie royale de médecine de Belgique. — Ce recueil est publié, tous les mois (août excepté), par cahiers in-8°, et forme chaque année, un vol. de 1000 pages au moins. Le prix de l'abonnement est de 10 francs.

Bulletin de la Société d'anthropologie de Bruxelles. Vient de paraître : tome III, fascicule II, 1884-1885. En vente : tome Ier, 10 fr.; tome II, 12 fr.

Le tome III est en cours de publication, le prix sera de 12 fr. et l'on peut y souscrire dès à présent.

Guide scientifique (le), journal de l'amateur des sciences, de l'étudiant et de l'instituteur. Publication honorée d'une souscription du Ministère, pour les écoles d'agriculture, etc.

Abonnements : France, un an 6 fr., six mois fr. 3,50. Étranger, un an 8 fr., six mois fr. 4,50.

Journal de la ligue patriotique contre l'alcoolisme. Organe mensuel, publié par la ligue patriotique contre l'alcoolisme. un an. 3,00

Mouvement hygiénique, paraît le 10 de chaque mois, par cahier de deux feuilles et demie au moins (40 pages in-8°). Le prix de l'abonnement est de 8 fr. par an pour la Belgique, 10 fr. pour l'étranger.

Revue internationale de l'enseignement des sourds-muets, sous le haut patronage de MM. O. Claveau, Ad. Franck, Godard, Ladreit de Lacharrière, Eug. Péreire, E. Peyron.

Il paraîtra un numéro par mois, contenant 16 pages de texte, format in-8°, à partir du 1er avril prochain.

Le prix de l'abonnement est de 12 francs par an, ou de 7 francs pour six mois.

Science pratique (la), journal de *procédés* et *recettes* modernes se rattachant aux arts, à l'industrie, à la vie pratique, à la ville et à la campagne, publié par un comité de techniciens. Mensuel. — 6 fr. par an. — Six mois : 3 fr. 20.

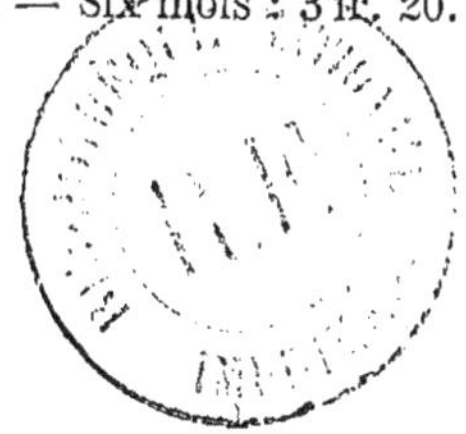

EN VENTE A LA MÊME LIBRAIRIE

www.ingramcontent.com/pod-product-compliance
Ingram Content Group UK Ltd.
Pitfield, Milton Keynes, MK11 3LW, UK
UKHW020143220726
13923UKWH00001B/342